TRAVAUX & MÉMOIRES

DE

L'UNIVERSITÉ DE LILLE

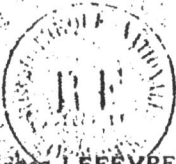

TOME X. — MÉMOIRE Nº 30.

Georges LEFÈVRE. — LE TRAITÉ " *De Usura* " DE ROBERT DE
COURÇON.

TEXTE ET TRADUCTION PRÉCÉDÉS D'UNE INTRODUCTION

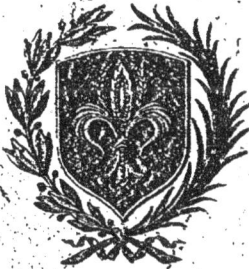

LILLE
AU SIÈGE DE L'UNIVERSITÉ, RUE JEAN-BART

1902

EN VENTE

A LILLE, chez M. TALLANDIER, rue Faidherbe, 11 et 13.

A PARIS, chez MM. ALCAN, 108, Boulevard St-Germain
et WELTER, 4, rue Bernard-Palissy.

TRAVAUX & MÉMOIRES

DE

L'UNIVERSITÉ DE LILLE

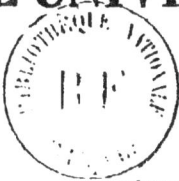

TOME X. — Mémoire N° 30.

Georges LEFÈVRE. — Le Traité " *De Usura* ", de Robert de Courçon.

Texte et traduction précédés d'une introduction

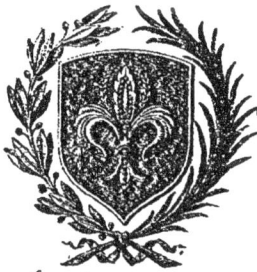

LILLE
AU SIÈGE DE L'UNIVERSITÉ, RUE JEAN-BART

1902

Le Conseil de l'Université de Lille a ordonné l'impression de ce mémoire le 19 Février 1902.

L'impression a été achevée chez LE BIGOT, *le 30 Juin 1902.*

LE TRAITÉ *"DE USURA"*

DE ROBERT DE COURÇON

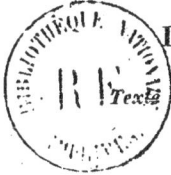

Texte et traduction publiés avec une introduction

PAR

GEORGES LEFÈVRE

PROFESSEUR A L'UNIVERSITÉ DE LILLE

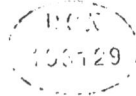

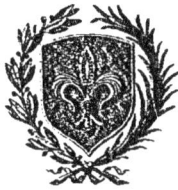

LILLE

AU SIÈGE DE L'UNIVERSITÉ, RUE JEAN-BART

1902

INTRODUCTION

Le traité dont nous donnons pour la première fois au public le texte complet (1) et la traduction, fait partie d'un de ces recueils connus sous le nom de *Pénitentiels* ou de *Sommes*, si nombreux aux douzième et treizième siècles, et où sont discutées une foule de questions de théologie morale et de droit canonique.

La plupart des chapitres qui précèdent ou suivent celui que nous avons détaché, ne présentent qu'un médiocre intérêt.

Après une courte introduction, l'auteur traite de la pénitence, de la satisfaction, des indulgences, du pouvoir des clefs, de l'excommunication, de l'excommunication conditionnelle, de la remise des péchés. Il s'étend longuement sur la simonie et passe à l'*usure*, pour s'occuper ensuite des dîmes, des rapines, de l'aumône, de la pluralité des bénéfices, de la prescription, du droit de patronat, de la correction fraternelle, du vœu, du scandale, des cas douteux, des serments, des mensonges, de l'immunité des clercs, des empêchements à la promotion et des irrégularités encourues par les clercs, et enfin de la dispense. Après quoi il passe à l'étude des sacrements.

Nous ne trouverions le plus souvent dans ces divers morceaux que des exposés de doctrine connus, très voisins de ceux qui se rencontrent dans les ouvrages similaires de cette

(1) Les fragments publiés par Hauréau sont indiqués plus loin, p. XVI.

époque. Il n'était pas d'usage cependant de commencer par
parler de la pénitence. Sur ce point, la méthode de l'auteur
est donc originale. Il la justifie en ces termes : « Sed quia
» tam præco Domini, sanctus Joannes Baptista, quam ipse
» Dominus in principio prædicationis suæ a pœnitentia exor-
» sus est dicens : *Pœnitentiam agite quia appropinquabit*
» *regnum cœlorum* (1), ideo et nos a pœnitentia incipientes,
» primo morales quæstiones, secundo de fide institutas suc-
» cincte et summatim prosequi proposuimus (2). »

Une autre particularité est également digne d'être signalée.
Tandis que dans la plupart des cas de conscience qu'il exa-
mine ailleurs, l'auteur montre un penchant marqué à l'indul-
gence et recourt à des argumentations fort ingénieuses pour
justifier les solutions les plus larges, dans les traités de la
simonie et de l'usure il fait preuve au contraire du rigorisme
le plus étroit.

Ce n'est pas que ces deux traités soient absolument diffé-
rents, en toutes leurs parties, des livres du même temps qui
ont le même objet. Mais il s'y trouve, et notamment dans
le « De usura », des développements si curieux et si propres
à éclaircir certains points de l'histoire des idées morales, des
considérations si exceptionnelles, que nous avons cru devoir
publier ce dernier traité.

*
* *

Parmi les questions morales importantes au point de vue
politique et social, le problème de la légitimité du prêt à
intérêt est au tout premier rang.

Tout le monde sait que, d'une manière générale, l'enseignement de l'Eglise a condamné le prêt à intérêt. Si les

(1) *Matth.*, c. III, v. 2.
(2) Manuscrit latin n° 3203 de la Bibliothèque nationale, f° 1, recto.

Pères paraissent s'être partagés, les canonistes, les théologiens, les conciles, les papes sont unanimes. Quelque atté-
nuation que la pratique ait pu apporter à la sévérité des
principes, surtout dans les temps les plus rapprochés de
nous, la théorie n'a pas reçu de modification essentielle.

Suivant une opinion très accréditée, la doctrine scolastique
sur cette matière serait sortie toute faite de celle d'Aristote.
Tel est, par exemple, le sentiment de Ch. Jourdain à qui
nous devons un *Mémoire* documenté *sur les commencements
de l'Économie politique dans les écoles du moyen-âge* (1). En
faveur de cette opinion, il allègue de nombreux textes
empruntés à Albert le Grand, à Saint Thomas, à Henri de
Gand, à Duns Scot, à Gilles de Rome. Or tous ces noms nous
portent en plein treizième siècle. Par contre, Ch. Jourdain
n'a rien trouvé dans les œuvres d'Alcuin, de Raban Maur,
de Scot Érigène, d'Hincmar, de Gerbert, de Saint Anselme,
d'Abélard, qui touche à l'Économie politique, et il déclare
avoir trouvé fort peu de choses dans le *Polycraticus* de
Jean de Salisbury.

Si donc, comme nous le ferons voir plus loin d'accord
avec Hauréau, la composition de la Somme dont nous éditons
un extrait se place tout à fait au début du treizième siècle,
ce qui y est dit du prêt à intérêt présente une importance
spéciale. Dans le cas où l'on y relèverait des traces certaines
de l'influence d'Aristote, la thèse de Ch. Jourdain, c'est à
dire l'opinion la plus répandue, s'en trouverait grandement
fortifiée ; puisque l'on verrait ainsi, bien avant St-Thomas et
même avant Albert le Grand, l'argumentation péripatétienne
dicter à la scolastique ses conclusions. Mais qu'au contraire,

---

(1) *Mémoires de l'Académie des Inscriptions et Belles-Lettres*, t. XXVIII,
» 1re partie, 1874, p. 8 : « De quelques textes de la Morale à Nicomaque et
» de la Politique sortit l'Économie politique du Moyen-âge, comme la scolas-
» tique sortit d'une phrase de Porphyre. »

il n'y ait dans le « De usura » aucun emprunt, direct ou indirect, aux raisonnements par lesquels le loyer de l'argent et les profits tirés du prêt sont condamnés dans l'*Ethique* et dans *la Politique* ; qu'il s'y trouve néanmoins une démonstration de l'illégitimité de l'usure : alors il deviendra difficile de soutenir que les scolastiques n'ont pensé là-dessus, comme ils l'ont fait, que pour se conformer aux enseignements d'Aristote.

Or c'est justement notre dernière hypothèse qui est la vraie. On écrivait, aux premières années du treizième siècle, des réquisitoires en règle contre les bénéfices usuraires, sans songer à invoquer pour cela les textes du Stagyrite. Il n'y eut donc pas importation tardive dans la théologie d'une doctrine uniquement fondée sur le respect qu'inspira l'œuvre d'Aristote, dès qu'elle fut connue et expliquée dans les Ecoles. Mais il existait déjà, bien antérieurement à l'introduction de cette œuvre, une tradition réfléchie hostile aux prêts rémunérateurs. M. Espinas en avait démêlé l'existence à travers les actes des pouvoirs ecclésiastiques et civils (1). Notre traité semble lui donner absolument raison et venir confirmer ses inductions par un témoignage direct.

Au lieu donc que les arguments d'Aristote aient formé la conscience des docteurs du treizième siècle, ils ont été simplement, pour eux, des auxiliaires bienvenus dans un combat dès longtemps engagé. Nous ne serions même pas éloigné de croire que la conformité de leurs tendances et des siennes sur ce point, ait été, jointe à d'autres concordances, une des causes du crédit qu'ils lui accordèrent et de l'autorité qu'il conquit sur eux.

Il ne faudrait d'ailleurs pas imaginer que les théologiens se soient attachés à reproduire la véritable pensée du Philo-

(1) A. Espinas. — *Histoire des doctrines économiques*, p. 88. — On peut invoquer dans le même sens l'autorité de M. P. Viollet (*Précis de l'Histoire du Droit français*, p. 582), quoiqu'il vise une époque un peu antérieure et qu'il n'ait pas envisagé expressément la question du rôle des philosophes.

sophe, que nombre d'interprètes plus récents ne paraissent pas non plus avoir exactement restituée.

Ainsi, lisons l'étude que Saint-Thomas (1) a consacrée à l'usure dans sa *Somme de théologie* et où il a dû surtout exprimer sa pensée. La parole d'Aristote y est plusieurs fois invoquée pour établir des vérités morales d'ordre très général, à savoir que l'on est tenu à la reconnaissance, qu'il n'y a pas faute à subir l'injustice, etc., et pour dire en quel sens large on peut prendre le mot « pecunia ». Mais, dans la démonstration proprement dite de l'illégitimité du prêt à intérêt, Saint-Thomas ne fait que deux fois appel au concours du Philosophe. De l'*Ethique* (2) et de *la Politique* (3) il tire d'abord cette idée : « Pecunia principaliter est inventa ad » commutationes faciendas : et ita proprius et principalis » pecuniæ usus est ipsius consumptio, sive distractio secundum » quod in commutationes expenditur. Et propter hoc, secun- » dum se est illicitum pro usu pecuniæ mutuatæ accipere » pretium (4) ». Plus loin, dans le même passage, il vise *la Politique* et constate que « usuraria acquisitio pecuniarum « est maxime præter naturam (5) ».

Ce n'est certainement pas aller contre les intentions d'Aristote que de le faire témoigner dans ce sens ; ce n'est pas non plus dénaturer sa pensée, mais c'est singulièrement l'appauvrir que d'en borner là l'expression.

On peut dire, il est vrai, que la distinction entre les richesses d'échange et les richesses de consommation, telle que la fait Saint-Thomas, dans le même article, lui a été

(1) Divi Thomæ. — *Summa totius theologiæ.* — Pars secunda secundæ, quæstio LXXVIII, Art. II, 2 ; Art. IV, 3 ; Art. II, 7.
(2) Aristotelis. — *Ethica Nichomachea*, v, 5.
(3) Aristotelis. — *Politica*, I, 6-7.
(4) Divi Thomæ. — *Summa tot. theolog.* — P. sec. sec., quæst. LXXVIII, Art. I, 7.
(5) Aristotelis. - *Politica*, I. 7.

suggérée par la lecture de *la Politique*, encore qu'il n'ait pas
pris soin de le rappeler. Tout cela n'empêche pas que, déta-
chée d'autres considérations essentielles dont Aristote l'avait
entourée, cette proposition : « L'enrichissement par l'usure
» est tout ce qu'il y a de plus contraire à la nature », ne
paraisse insuffisamment justifiée par les prémisses posées. En
effet ce qui, dans l'usure, est contre nature, aux yeux d'Aristote, ce n'est pas seulement ce qui est jugé tel aussi par
l'auteur de la Somme, c'est-à-dire le fait de traiter la même
chose à la fois comme richesse d'échange et comme richesse
de consommation ou encore de vendre l'usage de la chose
après avoir vendu la chose elle-même (1), c'est une raison
plus profonde, ou un motif plus subtil peut-être, en tout cas
étroitement lié à l'ensemble de la doctrine péripatéticienne.

A cette raison Saint Thomas fait bien une allusion lorsqu'il traite de la vente, mais sans lui donner sa véritable
valeur. Il blâme sans doute en bon moraliste cette « cupiditas lucri quæ terminum nescit, sed in infinitum tendit (2) » ;
mais la condamnation portée par Aristote a des origines
surtout métaphysiques. Ce qui choque le plus l'auteur de la
Politique ce n'est probablement pas, comme on l'a dit souvent, que l'argent puisse faire des petits, mais que la
richesse qui est destinée à nous permettre de satisfaire nos
besoins puisse devenir un but, que de moyen elle puisse se
transformer en fin. Il y a là, selon lui, une chose contraire
à la nature et absurde. L'intervention de la monnaie rend ce
danger plus menaçant, par la facilité qu'elle donne à la

(1) « Si quis ergo seorsum vellet vendere vinum, et vellet seorsum ven-
» dere usum vini, venderet eamdem rem bis, vel venderet id quod non est »
Div. Thom. — *Summa tot. theol.*, P. IIᵃ IIᵃᵉ, quæst. LXXVIII, Art. I, 7.

(2) Divi Thomæ — *Summa tot. theol.*, P. IIᵃ IIᵃᵉ, quæst. LXXVII, Art. IV, 3,
— Dans l'opuscule *De usuris* que l'on imprime parmi les œuvres de St-
Thomas, quoi qu'il n'en soit sans doute pas l'auteur, les textes de *la Politique* sont plus complètement reproduits, sans que la doctrine soit tout à
fait dégagée. Voir notamment chap. 4.

multiplication des échanges et par la tentation qu'elle fait
naître de réaliser sans cesse de nouveaux bénéfices à l'aide
des profits antérieurs. A quoi tend ce mouvement qui déve-
loppe l'opulence du prêteur, du spéculateur ? Il n'est pas un
progrès, puisque la fin recule à mesure qu'on avance. Rien
ne se réalise donc par là. Nous restons dans le domaine de
l'indétermination (1). Non seulement en fait, mais encore
logiquement, ces actes qui s'appellent et s'engendrent les
uns les autres sont voués à la stérilité. C'est comme si le
moyen était éternellement employé à produire de nouveaux
moyens ; mais tous ces moyens suspendus dans le vide ne
sont même plus des moyens. Cela est contradictoire, contre
nature, monstrueux. L'ordre de la nature repose justement
sur les choses définies. La recherche de la richesse pour
elle-même, la spéculation, l'usure apparaissent donc comme
un scandale, au point de vue du finalisme péripatéticien.

Par là s'explique un peu la défaveur avec laquelle est
traitée la monnaie et la disposition à la regarder comme
une valeur conventionnelle, c'est-à-dire non naturelle (2) :
exagération évidente, mais non erreur absolue, quoi qu'en
aient pu dire certains économistes (3). .

Les opinions d'Aristote sur le commerce, la monnaie, le
prêt à intérêt font donc partie intégrante de son système
philosophique. Si nous ne les retrouvons que très imparfaite-
ment exposées et à un rang secondaire, dans les controverses
du milieu du treizième siècle, n'est-ce pas un signe que les

(1) « Καὶ ἄπειρος δὴ οὗτος ὁ πλοῦτος ὁ ἀπὸ ταύτης τῆς χρηματιστικῆς (τῆς διὰ
χρημάτων μεταβολῆς) ». Aristotelis — *Politica*, i, 1257 b.

(2) « ...λῆρος εἶναι δοκεῖ τὸ νόμισμα καὶ νόμος παντάπασι, φύσει δ'οὐδέν ». —
Ibid.

(3) L'histoire du métal-argent, depuis que certaines nations ont passé
du bimétallisme au monométallisme or, montre bien qu'une partie de la
valeur d'un métal précieux est due au rôle qu'il joue en qualité de matière
monétaire.

docteurs d'alors n'y eurent recours que comme à un renfort
pour défendre des positions déjà prises? Cette conjecture se
changera en certitude, si l'on trouve chez des auteurs antérieurs les mêmes conclusions, sans que le Stagyrite soit
appelé par eux à les garantir.

Sur ce point le traité « De usura » nous semble faire la
lumière.

*
* *

Deux ordres de raisons y sont invoquées contre le paiement d'intérêts aux prêteurs. Les unes sont tirées des livres
sacrés, les autres d'une analyse du contrat de prêt et de
l'injustice de quelques-uns de ses effets.

L'autorité se prononce d'abord dans des textes d'Ezéchiel,
de l'Exode, du Lévitique et surtout par cette parole du
Nouveau Testament : « Mutuum date nil inde sperantes (1) ».
Des passages pris ailleurs et qui pourraient paraître contra-
dictoires, sont expliqués et conciliés avec les premiers. De
là se dégage une doctrine qui condamne l'intérêt comme
contraire à la fraternité chrétienne et à l'espèce de commu-
nisme qu'impliqua sans doute d'abord cette fraternité. La
proscription la plus rigoureuse est ensuite formulée : « Dici-
» mus quod in nullo casu admittenda est usura (2) ».

La définition même du prêt fournit à l'auteur un autre
motif de prohiber l'intérêt. D'où vient au *mutuum* son nom,
demande-t-il, si ce n'est de ce que cette convention transfère
la propriété de la chose qui en est l'objet ? « Dicitur enim
» mutuum quia de meo fit tuum, vel e converso (3) ». Mais
dès lors, comment prétendre à un intérêt ? De la chose qui
n'est plus mienne, en bonne justice, rien ne doit plus me

(1) *Luc, c. vi*, v. 35.
(2) Voir *De usura*, p. 5-7.
(3) Voir *De usura*, p. 15.

revenir : « Unde iniquitas est si tu, pro re quæ mea est,
» aliquid recipias, quia nihil ad te de re mea (1) ».

On reconnaît sans peine dans cette étymologie du *mutuum*,
celle qui avait cours parmi les jurisconsultes romains et que
les Instituțes ont enregistrée (2). En droit, le *mutuum* était
essentiellement gratuit : bien que la stipulation d'un intérêt
pût venir s'y ajouter, ce contrat en principe n'était pas pro-
ductif d'intérêts (3). Ici l'auteur va donc chercher, dans les
règles primitives du droit romain, les armes par lesquelles
il combattra les modernes légistes qui défendaient des maxi-
mes plus indulgentes et faisaient prévaloir, dans l'ordre civil,
une législation infidèle aux prescriptions canoniques. Après
avoir montré qu'une telle tolérance est coupable : « Leges
» qui eam (scil. usuram) permittunt non sunt canonizatæ (4) »,
il se donne le malin plaisir de mettre les novateurs en opposition avec les principes fondamentaux de ce droit civil dont
ils se réclamaient. Il veut les battre sur leur propre terrain,
après les avoir vaincus sur le terrain ecclésiastique.

Au reste il ne les ménage guère. Brocard (5), où ils disent
puiser leurs inspirations ou dont ils feignent d'appliquer la
doctrine, est accusé de complicité de vol (6), tandis qu'eux-
mêmes sont traités d'adulateurs (7).

A l'argumentation juridique viennent s'ajouter des consi-

(1) Voir *De usura*, p. 15.
(2) *Instit.*, L. iii, tit. 15.
(3) Cf. Accarias. — *Précis de Droit romain*, t. ii, § 589.
(4) Voir *De usura*, p. 11.
(5) Sur *Brocard* ou *Burchard*, consulter P. Viollet. — *Précis de l'Histoire
du droit français*, p. 51.
(6) Voir *De usura*, p. 39. — Il s'en faut d'ailleurs que les décisions de
Burchard soient indulgentes. On lit au livre xix des *Décrets* (édités par
Migne. *Patr. lat.*, t. cxl, p. 970 : De Rapina « Oppressisti pauperes qui tibi
» vicini erant, qui se defendere non poterant, vel eorum bona illis nolenti-
» bus tulisti ? Si fecisti, redde illis sua et triginta dies in pane et aqua
» pœniteas ».
(7) Voir *De usura*, p. 53.

dérations d'équité. Qu'est-ce au fond que prêter à intérêt ?
N'est-ce pas vouloir retrouver intact le capital avancé, après
avoir toutefois perçu les fruits ? C'est donc avoir transféré à
autrui les risques tandis que l'on retenait pour soi la sécu-
rité dans la possession du fonds et dans la jouissance des
avantages. Par l'intention sinon en fait, l'usurier se soustrait
à la condition naturelle du propriétaire. Cette façon de se
décharger ainsi sur autrui — même avec son assentiment —
paraît injuste à l'auteur. Ce qui le blesse surtout, c'est la
situation privilégiée à laquelle vise le prêteur et qui — si
elle pouvait jamais se réaliser — l'affranchirait de la com-
mune loi qui fait incertains les résultats de nos efforts (1).
Par contre il reconnaît à celui qui expose son capital le droit
de participer aux bénéfices (2), surtout s'il travaille lui-même (3).

Après avoir établi que l'usure est, au principal, toujours
un délit, il recherche toutes les complicités qui peuvent se
produire et n'épargne le reproche d'usure à aucun de ceux
qui apportent à l'acte du prêteur à intérêt le concours même
le plus indirect et le plus éloigné. Son ardeur à les pour-
suivre et à exiger d'eux des réparations est extrême. Elle ne
cède même pas devant la consécration qui aurait été faite
de leurs biens à des œuvres et à des fondations pieuses,
surtout si c'est le clergé régulier qui en a bénéficié.

Mais nous touchons là à un autre aspect de l'intérêt
qu'offre le « De usura ».

* * *

Il jette en effet un nouveau jour sur le degré d'animosité
qui régnait alors entre les réguliers et les séculiers. Le livre
de Guillaume Le Maire, réquisitoire d'un évêque contre les

(1) Voir De usura, p. 57-69.
(2) Voir De usura, p. 61.
(3) Voir De usura, p. 73.

abus dont les moines se rendent coupables, est évidemment
un tableau plus complet du mal, tel qu'on pouvait l'observer
à la fin du treizième siècle (1). Mais les critiques à l'adresse
des abbés sont souvent plus âpres dans la bouche de notre
auteur qui parle cent ans plus tôt. Les injures et les gros
mots ne lui font pas peur (2). Le nom que Guillaume Le
Maire donnera aux gens d'Eglise qui s'abattent sur les cada-
vres « sicut *corvi* vel vultures de longe cadavera sentientes »,
lui l'applique aux abbés qui commanditent des usuriers, qui
» conquirunt *corvos*, id est alios fœneratores similes sibi (ut)
» similes contractus exerceant (3) ».

Mais bien qu'il décoche aux abbés ses traits les plus acé-
rés, bien qu'il les accuse de porter préjudice aux droits des
curés et des évêques et de faucher la moisson d'autrui (4),
bien que tout cela fasse assez voir qu'il est lui-même un
séculier, l'auteur ne ménage ni les évêques, ni les princes,
ni les bourgeois, ni personne. Il permet sans doute aux
croisés de percevoir des intérêts sur les Sarrasins ; mais la
raison en est que cette perception de revenus n'est rien autre
chose qu'une revendication pour le croisé, une restitution de
la part du Sarrasin (5). Mais un évêque croisé ne devrait
pas emprunter à intérêts. S'il est obligé de mettre en gage
ses biens et revenus, afin de se procurer l'argent nécessaire
à son voyage, qu'il se garde de déléguer ses droits à des
gens capables de s'en servir pour pratiquer l'usure (6).

Plus les exigences de l'auteur sont grandes, moins il a
lieu d'être satisfait de ce qu'il constate autour de lui. De
quelque côté qu'il tourne les regards, il ne voit que rapines,

(1) Cf. E. Lavisse. — *Histoire de France*, t. III, 2ᵉ partie, p. 355-361.
(2) Voir *De usura*, pp. 23, 25, 27, 29.
(3) Voir *De usura*, p. 59.
(4) Voir *De usura*, p. 31.
(5) Voir *De usura*, p. 11.
(6) Voir *De usura*, p. 77.

usure, complicité de vol, excitation à la fraude, recel et
autres actes, tous plus damnables les uns que les autres (1).
Quel remède apporter à de si grands maux qui désolent le
monde chrétien ? Comment guérir cette lèpre ?

*
* *

Ici, le « De usura » va nous donner une esquisse de
l'organisation sociale rêvée par l'auteur. Peut-être est-ce
même là ce qu'il y a de plus curieux dans le traité.

Tout le mal venant de la rapine et de l'usure, la restitution est la scammonée que le médecin doit prescrire pour
commencer la lutte contre une aussi grave affection (2). Le
prêtre ne se lassera pas de donner ce conseil à ceux qui
s'approcheront du tribunal de la pénitence. Il refusera
d'absoudre les récalcitrants. Même, s'ils sont défendus par
des gens puissants, il tâchera de les démasquer et de les
atteindre (3).

La faiblesse de ces moyens n'a pas échappé à l'auteur.
Aussi ne les propose-t-il que parce qu'il craint que la
méthode radicale qu'il avait imaginée ne soit jamais appli-
quée.

Quelle était donc cette méthode ? Non point collectiviste,
mais très nettement socialiste, elle se résume en deux séries
de mesures que devraient décréter, dans un concile général,
toutes les puissances laïques et ecclésiastiques réunies sous
la présidence du pape.

Les premières mesures, ou de purification, tendraient à
une révision générale des fortunes et auraient pour sanc-
tions : la restitution aux ayants-droit de tout ce dont il

(1) « Fere totus mundus accinctus currere cum fure, aliquo istorum
» (prædictorum) modorum » (*De usura*, p. 47).

(2) Voir *De usura*, p. 41.

(3) Voir *De usura*, p. 81.

leur a été fait tort par vol, fraude, rapine, commerce illicite
ou usure, et en outre la destruction — à titre d'exemple
salutaire — de tout ce qui aurait été édifié, au moyen de
ressources mal acquises. Les établissements religieux et les
églises elles-même tomberaient sous cette loi et rien n'y
échapperait qui n'eût été dûment racheté.

L'ordre ayant été ainsi rétabli (1), le même accord des
princes et de l'Eglise préviendrait le retour du mal en pro-
mulguant, sous peine d'excommunication et de condamnation,
le statut nouveau de la société réformée. Chacun serait
désormais tenu de travailler soit spirituellement, soit corpo-
rellement, « ut quilibet laboraret aut spiritualiter aut corpo-
» raliter ». Dans ces conditions le précepte de l'Apôtre
serait observé et nul ne pourrait manger que le pain gagné
par son travail. Il n'y aurait plus que des travailleurs :
« Ut unusquisque panem suum, id est sui laboris, manducaret
» sicut præcepit Apostolus, et ne aliqui essent curiosi aut
» otiosi inter nos (2) ».

Ce retour à l'état antique, sorte d'état de nature, ou
encore à ce que l'on se représentait comme ayant été l'état
de la primitive Eglise, serait-il définitif ? L'auteur n'ose pas
l'espérer. Cette organisation aurait bientôt contre elle la ruse,
les dispenses et la protection des puissants (3). Ce sont là
des dangers difficiles à conjurer dans tous les temps.

*
* *

Et maintenant, quel est l'auteur du traité dont nous
venons de faire connaître l'essentiel ?

On a actuellement sept manuscrits de la *Somme* dont il
est un chapitre.

(1) Voir *De usura*, p. 35-37.
(2) *De usura*, p. 35.
(3) *Ibidem*.

De ces sept manuscrits, deux ne portent pas de nom d'auteur : ce sont les nᵒˢ 62 (ancien) de la Bibliothèque d'Arras et 1175 de celle de Troyes.

Dans le nᵒ 3259 de la Bibliothèque nationale, attribution de l'œuvre est faite à Pierre le Chantre.

Le nᵒ 3203 de la même Bibliothèque présente l'œuvre comme étant celle de Simon de Tournai.

Enfin dans les nᵒˢ 247 de la Bibliothèque de Bruges et 14524 de la Bibliothèque nationale, c'est Robert de Courçon (1) qui est désigné comme l'auteur.

Oudin et Fabricius ont opté en faveur de Robert de Courçon.

Jacques Le Petit a publié, comme nous le dirons plus loin, divers fragments de cette *Somme*, sous le nom de Robert de Courçon.

Hauréau a cru (2) que les auteurs de l'*Histoire littéraire de la France* ne s'étaient pas prononcés. Ce qui est vrai, c'est que nous ne connaissons pas les raisons de leur choix. Mais il est certain aussi que, dans l'article qu'il a consacré à Robert de Courçon, Daunou déclare que celui-ci est bien l'auteur de la *Somme* (3).

Les raisons avancées par Hauréau pour rejeter l'attribution à Pierre le Chantre sont péremptoires. L'auteur rappelle en effet qu'il fut l'élève de ce maître et relate certaines précautions que Pierre prit avant de mourir (4).

Quant à Simon de Tournai, l'unique manuscrit qui le

---

(1) Nous avons adopté l'orthographe d'Hauréau suivie aussi par Mʳ Luchaire dans le iiiᵉ volume (1ʳᵉ partie) de l'*Histoire de France* de M. E. Lavisse.

(2) Hauréau. — *Notices et extraits des manuscrits latins de la Bibliothèque nationale,* t. 1, p. 177.

(3) *Histoire littéraire de la France,* t. xvii, p. 395.

(4) Hauréau. — *Notices et extraits des manuscrits latins de la Bibliothèque nationale,* t. 1, p. 177.

nomme est du XVe siècle, tandis que les deux qui nomment
Robert sont du XIIIe et du XIVe siècles. En outre, on possède une *Somme* qui est authentiquement de Simon et qui
diffère tout à fait de celle dont nous nous occupons (1).

De la vie de Robert de Courçon nous connaissons quelques incidents, mais non l'ensemble. Le court article de
Daunou dans l'*Histoire littéraire de la France* est peu bien-
veillant. Il constate la presque impossibilité où l'on est de
déterminer son lieu d'origine. Il n'enregistre guère que des
reproches à son adresse. Peut-être est-ce la rançon de la
sévérité dont Robert usa toujours, comme administrateur et
comme canoniste, vis-à-vis des réguliers.

Cardinal, légat du pape, après avoir été chanoine de
Noyon et avoir résidé à Paris depuis 1195, il aurait présidé
dans cette dernière ville le concile de 1213 qui se montra
très dur pour les prêteurs à intérêt. En 1214 il aurait dirigé
une croisade contre les Albigeois. En 1215 nous le retrouvons à Paris, donnant à l'Université sa première loi consti-
tutive (2).

Avait-il réellement contribué à donner le branle à la
croisade d'enfants qui eut lieu en 1212 (3) ? Ce qui n'est
généralement pas mis en doute, c'est qu'il mourut devant
Damiette en 1218, au cours d'une croisade que dirigeait le
cardinal Pélage en qualité de légat, et pour laquelle Robert
était adjoint au légat.

Il serait intéressant de savoir s'il fut l'auteur ou l'inspira-
teur des décisions qu'il publia étant légat et qui interdisaient
d'expliquer les livres d'Aristote sur la métaphysique et la
philosophie naturelle.

(1) *Ibidem*, p. 179-180.
(2) A. Luchaire, dans E. Lavisse. — *Histoire de France*, t. III, 1re partie,
p. 339-341.
(3) *Ibid.*, p. 311.

Reste à rechercher à quelle date la *Somme* fut composée. La mort de Pierre le Chantre ayant eu lieu en 1197, l'ouvrage est postérieur à cette date puisqu'il y est question de cette mort (1). D'autre part, il y est fait allusion, comme à à un fait récent, au concile qui se tint à Paris en 1201 (2). Hauréau qui a établi ces divers points, semble pencher pour 1202. On est sûr de ne pas se tromper en parlant des premières années du treizième siècle.

Les fragments de la *Somme* publiés jusqu'à ce jour sont :

1° Dans le *Pénitentiel* de Théodore édité par J. Petit (3): des morceaux *de usu lucernarum, de thure et incendio, de lectore, de alleluia, de aqua consecrata, de decimis, de pænitentia* et des extraits de la question IV, chapitre V et de la question XXXVIII, chapitre X.

2° Dans les *Notices et extraits des manuscrits latins de la Bibliothèque nationale* de Hauréau (t. 1, p. 168-185), deux passages tirés du traité *De simonia*, un pris dans le *De decimis*, deux dans le *De beneficiis*, deux dans le *De mendaciis*, un dans le *De pænitentia*, un dans le *De remissione peccatorum*, un dans le *De perplexitatibus*, un dans le *De sacramentis*, enfin quatre morceaux empruntés au *De usura* et que l'on trouvera plus loin respectivement aux pages 35, 39, 41 et 71.

Nous nous sommes servi principalement des manuscrits nᵒˢ 3203, 3258, 3259 et 14524 de la Bibliothèque nationale (4). Les courts sommaires que nous avons mis en marge figurent dans les deux derniers, mais ne se trouvent pas dans les premiers.

(1) Voir ci-dessus, p. 12.
(2) Hauréau. — *Notices et extraits des manuscrits latins de la Bibliothèque nationale*, t. 1, p. 178.
(3) J. Petit. — Theodori archiepiscopi Cantuariensis *Pænitentiale*. — Lutetiæ Parisiorum, MDCLXXVII.
(4) Le nᵒ 62 (ancien) de la Bibliothèque d'Arras ne contient que le commencement du *De usura* et s'arrête à la page 41 de la présente édition.

DE USURA

DU PRÊT A INTÉRÊT

DU PRÊT A INTÉRÊT

LA QUESTION
DU PRÊT A
INTÉRÊT. — Où
L'ON DÉFINIT
D'ABORD CE QUE
C'EST QUE
L'USURE (PRÊT
A INTÉRÊT).

Nous devons maintenant traiter de l'usure. Voyons donc ce que c'est que l'usure, s'il faut l'admettre en quelque circonstance, quelles en sont les espèces, et de quelle peine on doit frapper les prêteurs à intérêt. Voyons aussi quelles réponses faire aux ambiguïtés, subtilités et pièges que, touchant l'usure, le monde a, dans sa malice, nouvellement imaginés.

Le mot *usure* a une double acception. Tantôt, en effet, il signifie tout excédent reçu en sus du capital : tantôt il désigne le vice de celui qui prête pour recevoir quelque chose en plus du capital. On peut définir ainsi ce péché : *considérée dans les personnes, l'usure est un péché résultant de ce que l'on reçoit ou vise à recevoir quelque chose en sus du capital.* De là ce que dit Augustin : « Tout ce qui s'ajoute à un capital est une usure », ainsi qu'on peut le voir cause XIV, question 3ᵉ, *Plerique*.

Que dans certains cas l'usure doive être admise, cela semble résulter de ce texte d'Ambroise (chapitre XIV, question 4ᵉ ; *Ab illo*) : « Exige l'usure de celui à qui tu as l'intention de nuire, » par exemple, du Sarrasin.

De même, dans le Deutéronome : « Tu ne prêteras pas à intérêt à ton frère, mais à l'étranger. » On peut donc prêter à intérêt à un autre qu'à son frère.

DE USURA

Post hæc agendum est de usura. Videndum est ergo quid sit usura, et utrum in aliquo casu sit admittenda, et quæ sint ejus species, et qua pœna sint feriendi usurarii, et quomodo sit respondendum ad perplexitates subtiles et laqueos usuræ quos « mundus in maligno positus (1) » de novo adinvenit.

*
* *

Nomen usuræ dupliciter accipitur quia quandoque significat rem superexcrescentem quæ præter sortem recipitur, quandoque vitium dicitur ejus qui dat mutuum ut aliquid supra sortem recipiat. Et ita potest notificari tale peccatum : *Usura est peccatum in aliquo consideratum ex eo quod aliquid supra sortem recipit aut recipere intendit.* Unde Augustinus : « Usura est quicquid sorti accedit (2) », ut habetur caus. XIV, quæst. III, *Plerique* (3).

*
* *

Quod autem in casu admittenda sit usura videtur per illud Ambrosii (cap. XIV, quæst. IV, *Ab illo*) : « Usuras exigas ab illo cui nocere desideras, (4) » ut Sarraceno.

Item in Deuteronomio : « Non fœneraberis fratri tuo, sed alieno (5). » Ergo fœnerari potest quis alieno fratri.

(1) I *Joann.*, c. V, v. 19.
(2) *Augustini*, Enarrat. in Psalm. xxxvi, serm. iii, 6.
(3) *Decreti Gratiani* ii, c. 3, c. xiv, quæst. 3, *Plerique refugientes.*
(4) *Ambrosii de Tobia* lib., c. xiv, 48 ; c. xv, 51.
(5) *Deuter.*, c. xxiii, v. 19-20.

De même encore la loi de Justinien permet le prêt à intérêt au centième, et le seigneur pape l'admet en fait pour les prêteurs, à titre de punition.

Mais l'opinion contraire a pour elle de plus fortes raisons auxquelles on ne peut résister, comme celle qui se tire d'Ézéchiel : « Vous ne recevrez ni intérêt, ni aucun excédent », et de l'Exode : « Si un étranger demeure près de toi, tu ne » l'écraseras pas d'usures. Car souvenez-vous qu'ayant été, vous » aussi, des étrangers sur la terre d'Égypte, il ne faut pas » que vous fassiez à un autre étranger ce que vous n'auriez » pas voulu qu'on vous fît en la terre d'Égypte où vous étiez » des étrangers. » Donc aujourd'hui les Juifs ne doivent pas exiger d'intérêts de nous qui sommes pour eux des étrangers. C'est pour cela qu'il est dit dans le Psaume : « Celui qui n'a » pas prêté son argent à intérêt, etc.... » et Augustin, ci-dessus cité, a dit : « Il n'exigera aucune récompense tempo-» relle. » Par conséquent, aucune récompense temporelle ne doit être exigée en sus de la somme prêtée.

De même dans le Lévitique : « Si ton frère est appauvri » et que tu l'aies reçu comme un étranger ou un voyageur, » tu n'accepteras de lui ni intérêts, ni rien en surplus de ce » que tu lui auras donné ; tu ne lui prêteras pas ton argent » à intérêt, tu n'exigeras de lui aucun excédent... »

Et aussi dans l'Exode : « Tu ne voleras pas. » C'est un précepte général du Décalogue, et la Glose s'accorde avec ce texte lorsqu'elle dit : « Le vol est la soustraction du bien » d'autrui, contre le gré du maître. » Il est donc de précepte général de ne prendre par l'usure ni par aucun autre moyen, le bien d'autrui. C'est donc pécher mortellement que de le recevoir par usure.

C'est ce que fait voir aussi le Nouveau Testament, par exemple dans l'Évangile de Luc où le Seigneur dit : « Prêtez » sans rien attendre en retour. »

Item lex Justiniana concedit centesimas usuras (1), et dominus papa sub nomine pœnæ scribit pro fœneratoribus de facto.

Sed in contrarium validiores sunt rationes quibus resisti non potest, ut illa in Ezechiele : « Non accipietis usuram nec ullam superabundantiam (2). » Et in Exodo : « Si moratur advena apud te, non opprimas eum usuris. Mementote enim quia et vos aliquando fuistis advenæ in terra Ægypti quasi non faciatis alteri advenæ quod nolletis vobis fieri in terra Ægypti ubi eratis advenæ (3). » Ergo hodie non debent Judæi nobis fœnerari qui sumus eis advenæ. Unde in Psalmo dicitur : « Qui pecuniam suam non dedit ad usuram, etc. (4). » Et Augustinus desuper ait : « Non exiget aliquam temporalem mercimoniam. » Ergo nulla mercimonia temporalis super mutuum est exigenda.

Item in Levitico : « Si attenuatus fuerit frater tuus et susceperis eum quasi advenam et peregrinum, non accipies ab eo usuras nec amplius quam dedisti, et pecuniam tuam non dabis ei ad usuram, et frugum superabundantiam non exiges (5). »

Item in Exodo : « Non furaberis (6). » Hoc est generaliter præceptum Decalogi et glosa maritatur huic textui quæ dicit : « Furtum est contrectatio rei alienæ invito domino. » Ergo est præceptum generaliter ut non contrectet aliquis per usuram nec alio modo, rem alienam. Ergo peccas mortaliter si rem alienam accipis per usuram.

Et per novum Testamentum idem ostenditur, sicut in Evangelio Lucæ ubi ait Dominus : « Date mutuum, nihil inde sperantes (7). »

(1) *Nov.* CXXXVI, c. 4 ; L. 2, C, VII, 54 ; L. 3, § 1, C ; L. 26, § 1, C.
(2) *Ezech.*, c. XVIII, v. 8 ; c. XXII, v. 12.
(3) *Exod.*, c. XXII, v. 25 et v. 21.
(4) *Psalm.*, XIV, v. 5.
(5) *Levit.*, c. XXV, v. 35-37.
(6) *Exod.*, c. XX, v. 15.
(7) *Luc.*, c. VI, v. 35.

SOLUTION. — Pour ces raisons et d'autres semblables, nous disons que le prêt à intérêt ne doit être admis en aucun cas.

Aussi le chapitre précité (chapitre XIV, question 4e, « *Ab illo* ») n'est-il pas du véritable Ambroise, mais d'Ambroise ...... et il faut le retirer du débat.

Quant à l'autorité du Deutéronome, les choses doivent être ainsi exposées : « Tu ne prêteras pas à ton frère », à cause de la peine fixée par la loi ; « mais à l'étranger » veut dire : s'il t'arrive de prêter à un étranger, il n'y a pas de peine fixée par la loi qui te doive frapper ; néanmoins tu pèches mortellement contre Dieu.

Le cas est semblable pour l'acte de répudiation. Car si un homme renvoie sa femme par l'acte de répudiation, il n'est pas puni aux termes de la loi ; il pèche cependant contre Dieu.

Pierre le Chantre a ainsi expliqué cette parole de l'autorité : « Tu ne prêteras à intérêt à ton frère dans la terre » sainte ; mais là tu seras dans une telle abondance que tu » prêteras à l'étranger, c'est-à-dire que les étrangers te » demanderont de leur prêter. »

* * *

Il y a deux espèces principales d'usure. L'une est bonne : elle est de précepte. L'autre est défendue.

La première, ou usure spirituelle, consiste dans la multiplication du talent qui nous a été confié. C'est d'elle que le Seigneur parle dans l'Évangile : « Tu devais donner mon » argent aux banquiers, et moi en venant, je l'aurais exigé » avec les intérêts. » C'est dans le même sens que décide le canon *Sicut* de la 46e Division.

Cette usure doit toujours être multipliée, parce que, comme le dit le Philosophe : « La science est un noble bien de » l'âme qui, dédaignant les maîtres avares, s'évanouit si l'on » ne le répand. »

Nous parlerons plus loin de cette usure.

Solutio. — Propter has et consimiles rationes, dicimus quod in nullo casu admittenda est usura.

Unde prædictum capitulum (*Ab illo*, c. xiv, q. IV.) non veri Ambrosii sed Ambrosii cooperti (1), et retractandum est.

Et illa auctoritas Deuteronomii ita est exponenda : « Non fœneraberis fratri tuo » propter pœnam statutam in lege, « sed alieno », id est, si contingat te fœnerari alieno, non est statuta pœna quâ puniaris, nihilominus tu peccas in Deum mortaliter.

Et est simile de libello repudii. Nam si quis per libellum repudii dimittat aliquam, non punitur secundum legem et tamen peccat mortaliter. Sin autem sine libello repudii dimittat, et punitur secundum legem et peccat in Deum.

Cantor sic exposuit illam auctoritatem : « Non fœneraberis fratri tuo in terra sancta ; sed ibi adeo abundans eris quod fœneraberis alieno, id est, alieni petent a te fœnerari. »

∗

Sunt autem duæ species principales usuræ : una est bona et est in præcepto, altera in probibitione.

Prima scilicet spiritualis est in multiplicatione talenti tibi traditi. De qua Dominus in Evangelio : « Oportebat te pecuniam meam dare nummulariis et ego veniens exegissem eam cum usuris (2). » Item habetur xlvi d., c. *Sicut* (3).

Hæc usura semper est multiplicanda, quia, ut dicit Philosophus : « Scientia est nobilis animi possessio quæ avarum dedignata possessorem, nisi publicetur, elabitur. »

De hac usura inferius dicemus.

(1) Pro « cooperti » forte legebatur primum « operti » seu « aupetti » sive « autperti ». Constat enim Ambrosium quemdam Autpertum nonnulla scripsisse quæ sunt Ambrosio Mediolanensi data. Cf. *Migne*, Patr. lat., t. LXXXIX, p. 1265-1332.

(2) *Matth.*, c. xxv, v. 27.

(3) *Decreti Gratiani* 1, Distinct. xlvi, cap. x, can. « Sicut ».

SI L'ON PEUT,
EN
CERTAINS CAS,
RECEVOIR
DES INTÉRÊTS
DE
L'ENNEMI. —
OÙ L'ON
TRAITE
DES PRÊTRES-
VENDEURS.

Mais d'abord, à notre affirmation que l'usure non spirituelle n'est admissible en aucun cas, on oppose l'objection
suivante : S'il m'est permis de prendre de force ou de voler
le bien de l'ennemi, à plus forte raison serait-il licite que je
m'en empare grâce au contrat d'usure. Par exemple, là où se
fait une guerre juste, en Terre sainte où les ennemis sont
ceux de la foi et usurpent la terre de mon héritage (cette
terre que, d'ordre du seigneur pape et pour la rémission de
leurs péchés, les croisés doivent délivrer des hôtes qui l'oc-
cupent, exerçant ainsi une légitime revendication sur leurs
cités, leurs forteresses et leurs biens), là les croisés ne
peuvent-ils se saisir, par le contrat d'usure, de ces mêmes
biens dont ils s'emparent par force ? Supposons qu'ils assiègent
Damas et que les habitants rassemblés pour demander une
trêve, alors que la ville est déjà livrée à leurs ennemis,
disent : « Accordez-nous sur le champ cette ville, et nous
» vous donnerons cent mille livres en sus de tel capital. »
Est-ce que les nôtres n'accepteraient pas légitimement pareille
somme ? Or, s'il en est ainsi, nous pouvons donc, en certains
cas, recevoir des intérêts de nos ennemis.

On arrive encore aux mêmes conclusions par le cas des
prêtres-vendeurs qui se tiennent habituellement dans le temple
et ont coutume de vendre aux laïques des victimes, pour
que ceux-ci les leur offrent ensuite. Est-ce que, outre le prix
payé par les acheteurs, ils n'ont pas reçu les victimes elles-
mêmes à titre d'usure ? Car ainsi les victimes mêmes s'ajou-
tent au prix comme un excédent de capital, au profit des
prêtres. Là donc il y avait usure.

En vertu du même raisonnement, un serviteur qui prête
à son maître, afin que celui-ci le nourrisse mieux, s'il se
réserve de rentrer dans la totalité de son capital, commet
l'usure.

Sed primo, contra hoc quod dictum est quod in nullo casu concedenda est talis usura, sic objicitur. Si licet mihi rapere vel furari rem inimici, multo magis per contractum usuræ mihi assumere liceret, puta: ubi justum est bellum, in terra sancta ubi hostes impugnant fidem et usurpant terram hereditatis meæ, pro qua dominus papa injungit crucesignatis in remissionem peccatorum ut liberent eam ab hospitibus illis et vindicent sibi civitates et castra et bona illorum; nonne cum bona violenter rapiunt, possunt etiam per contractum usuræ eadem ab eis recipere? Ut si obsiderent Damascum et cives coacti, propter treugas impetrandas, tradita jam inimicis civitate, dicant: concedite nobis ad horam hanc civitatem et dabimus vobis centum millia librarum supra talem sortem. Nonne nostri licite reciperent talem summam? Si hoc est, ergo in casu possumus usuram recipere ab hostibus.

Item, idem conjicitur per collibistas qui solent sedere in templo et vendere hostias laicis ut illas offerrent eis. Nonne isti supra quod receperunt ab emptoribus, ipsas hostias receperunt ut usuram? Nam ipsæ hostiæ sic accedunt pretio tanquam supra sortem in partem sacerdotum. Ergo ibi erat usura.

Pari ratione, si servus det mutuum domino suo pauperi ut lautius eum pascat, recepturus totum capitale, usuram committit.

UTRUM LICEA
IN ALIQUO
CASU ACCIPER
AD USURAM
AB HOSTIBUS.
UBI AGITUR D
COLLIBISTIS.

SOLUTION. — Comme nous l'avons dit déjà, *en aucun cas l'usure ne peut être permise, et les lois qui l'autorisent ne sont pas canoniques.*

Par suite, à la première objection nous répondons que, dans le cas d'une guerre juste, comme celle qui se fait en Terre sainte, les croisés ne ravissent là, ni ne volent le bien des autres, mais reprennent simplement leurs propres biens. Lors donc qu'ils reçoivent de l'ennemi, en sus de la reddition des cités, une somme d'argent, ils ne pèchent pas, car ils reçoivent comme chose qui est leur, ce qui est dû à eux et à l'Église. En effet, tout ce pays d'Orient est nôtre par droit d'héritage, de telle sorte que le Seigneur prescrit qu'il soit divisé et réparti entre nous par lots.

Quant aux prêtres-vendeurs, voici ce que nous disons : ou bien les offrandes à eux faites leur étaient dues, comme il arrive des prémices et des dîmes ; ou bien elles ne leur étaient pas dues, par exemple les offrandes, les oiseaux. Si elles leur étaient dues, ils pouvaient vendre les victimes pour rentrer dans leur bien. Si elles ne leur étaient pas dues, mais qu'ils les eussent provoquées par suggestion, il ne leur était pas permis de les vendre ainsi, parce qu'ils tombaient dans une sorte d'usure.

Nous disons la même chose des prêtres de notre temps. S'ils circonviennent les simples en leur vendant des cierges à seule fin qu'on les leur offre ensuite, ils pèchent mortellement, dès que ceux qui les offrent n'ont pas arrêté d'avance dans leur esprit l'intention ferme d'en faire offrande.

En ce qui concerne le serviteur, nous disons, d'une manière générale, qu'il est usurier s'il prête à son maître pour être mieux nourri, alors qu'il n'a pas d'autre motif de lui consentir un prêt.

De la même manière, s'il lui consent un prêt qu'il lui refuserait à tout autre titre, par exemple dans le but de lui arracher une prébende ou quelque autre bénéfice ecclésiastique, il tombe à la fois dans la faute de simonie et dans celle d'usure.

Solutio. — Ut prædiximus, in nullo casu permittenda est usura et leges qui eam permittunt non sunt canonizatæ.

Unde ad primum dicimus quod cum justum est bellum sicut illud quod committitur in terra sancta, signati ibi non rapiunt nec furantur bona aliorum, sed bona sua sibi assumunt. Unde cum recipiunt civitates et desuper pecuniam ab hostibus, non peccant quia quod eis debitum est et Ecclesiæ tanquam sua recipiunt, quia illa tota orientalis regio jure hereditario nostra est, sicut Dominus præcipit eam nobis distribui in funiculo distributionis (1).

De collibistis dicimus quod aut ea quæ offerebantur eis debita, velut de primitiis et decimis, aut non, velut volatiles, oblationes. Si debita, tum poterant vendere hostias ad recuperandum quod suum erat. Si non debita sed per suggestionem coacta, tunc non licuit eis sic vendere eas, quia speciem usuræ incurrebant.

Similiter, de modernis sacerdotibus dicimus quia si circumveniunt simplices vendendo eis candelas ad hoc ut eis offerantur, peccant mortaliter, nisi ubi offerentes fixerunt pro certo in animo quod offerrent.

De serviente, indistincte dicimus quod usurarius est si det mutuum domino suo ut pinguius pascatur, alias non daturus ei mutuum.

Similiter si dat ei mutuum alias non daturus illud, scilicet ut emungat ab eo præbendam vel aliud beneficium ecclesiasticum, simul incurrit labem simoniæ et usuræ.

(1) *Deuter.*, c. III, v. 18 et 28; *Psalm.*, CIV, v. 11.

DES RAISONNE-
MENTS PAR
LESQUELS LES
LAÏQUES
SOUTIENNENT
L'USURE

Mais encore, le laïque mordu par la morsure de l'avidité fait cette objection. Que l'on passe en revue tout ce qui peut avoir une valeur : je puis prêter tout cela au prochain, au nom du Christ, en vue d'un gain, ainsi une maison, un cheval, un livre, un serviteur, des vases d'or et d'argent, des vêtements. Pourquoi ne puis-je de même lui prêter mes écus en vue d'une rémunération, alors que mes écus me sont aussi nécessaires qu'un cheval ou une maison ?

De même si j'étais prisonnier à Rome et que quelqu'un, me consentant un prêt, assurât par là ma libération et me fît rentrer sain et sauf en mon pays, ne serais-je pas tenu, non-seulement à restituer le capital, mais encore à payer une rémunération convenable ? — Je le démontre. Je suis tenu à des dons en retour. Le prêteur, avec son argent, aurait pu gagner de suite en faisant du commerce, cent livres en sur-plus de son capital ! Je lui fais donc tort de cent livres. N'aura-t-il pas juste sujet de plainte contre moi ? Je ne vou-drais pas que l'on me fît pareille chose. Je ne dois donc pas le lui faire, de par la loi naturelle. — Et pourtant qu'il ne puisse rien réclamer de moi, cette parole de l'Évangile le prouve : « Prêtez sans rien attendre en retour. » Si, en effet, il a espéré recevoir quelque chose en sus du capital, il a commis mentalement le contrat d'usure. Que s'il expri-mait en paroles cette intention, il ne se conformerait pas au précepte. Il ne s'y conforme donc pas, vis-à-vis de Dieu, s'il a cette intention mentalement.

Nous accordons tout cela, nous écriant avec le Seigneur : « Mer », c'est-à-dire : amer laïque « tais-toi. » Que ces tempêtes soulevées par les laïques s'apaisent, et il y aura un grand calme ; et nous pourrons dire que, dans tous les cas sem-blables, on peut licitement attendre, en sus d'un capital, ce qui nous est dû à un autre titre que celui du prêt. Par exemple, dans les mêmes termes où l'on nous viendrait en

Item laïcus elimatus limâ cupiditatis sic objicit: Curro per omnia quæ valere possunt: proximo et omnia illa possum concedere pro Christo propter quæstum, ut domum, equum, librum, servum, vasa aurea et argentea et vestes; quare simi-liter non possum ei nummos meos concedere ut exspectem ab eo aliquam remunerationem? cum æque necessarii sint mihi nummi ut equus vel domus.

Item si essem Romæ in carcere et aliquis daret mihi mutuum et liberaret me per mutuum illud et reduceret me sanum in partes meas, nonne tenerer et non solum sortem restituere, sed dignam remunerationem impendere? — Quod probo. Ego tenor ad antidora. Et ipse in pecunia sua post-modum acquisivisset in mercimoniis centum supra sortem, et ego nihil restituo ei nisi sortem. Ergo ego damnifico eum in centum. Nonne juste conquereretur de me? Ego nollem hoc mihi fieri. Ergo hoc non debeo ei facere secundum legem naturalem. — Sed probo quod nihil potest a me petere juxta illud evangelii: « Date mutuum nihil inde sperantes. » Si enim ipse aliquid speravit se accepturum supra sortem, menta-liter commisit contractum usurarium. Sed si ore exprimeret, illud non teneret; ergo nec tenet quoad Deum, si mentaliter fiat.

Quod concedimus inclamantes cum Domino : « Mare » id est, amare laïce, « obmutesce (1) », ut cessent venti tales laïcorum, et erit tranquillitas magna ut dicamus quod in omnibus talibus potes licite exspectare supra sortem hoc quod tibi alias debitum est : verbi gratia : ut sicut tibi subve-

(1) *Matth.*, c. VIII, v. 26.

aide en cas de nécessité, nous pouvons attendre de celui à qui nous consentons un prêt, que semblablement son secours soit assuré en un pareil cas de nécessité. Mais pour ce qui est étranger à la créance, nous ne devons pas l'attendre en surcroît du capital.

Nous distinguons d'ailleurs entre ce qui est loué et ce qui est prêté. Car dans le louage, la chose ne devient pas la propriété de celui qui la reçoit, mais reste en propre à celui qui la loue. Il faut que tout risque touchant la chose reste à la charge du loueur, puisque la chose reste entièrement sienne. Il résulte de là qu'à raison du dommage subi et des services rendus par sa chose, il peut recevoir quelque surplus.

Mais il n'en est pas de même dans le prêt (*mutuum*). Le nom du *mutuum* lui vient en effet de ce que ce qui était *mien* devient *tien* ou inversement. Dès que les cinq sous que vous me prêtez sont devenus miens, leur propriété passe de vous à moi. Ce serait par suite une injustice si, pour un bien qui est mien, vous receviez quelque chose; car rien ne vous revient de ce qui est mon bien.

Le cas est différent lorsque celui qui loue les écus veut les avoir sur lui afin de paraître riche, comme certain Trason, ou ce glorieux donné en exemple de description de caractère dans la *Seconde rhétorique*. Vous pouvez alors recevoir quelque chose en sus du capital, pour la chose qui reste vôtre et que vous m'avez louée. C'est ce que font souvent les princes qui, ayant recours à une ruse, trompent leurs hôtes en faisant montre des richesses d'autrui qu'ils présentent comme les leurs.

De tout ce qui a été dit, il résulte avec évidence que *l'usure ne doit être admise en aucun cas.*

*
* *

nitur in necessitate tua, exspectare potes ab illo cui das
mutuum ut ipse similiter in simili subveniat necessitate. Sed
quod alienum est debito non debes sperare supra mutuum.

Et distinguimus inter locatum et mutuum quia quod circa
locatum non transit res in dominium accipientis, sed manet
res illius qui locat. Oportet ut omne rei periculum maneat
circa locantem quia ejus res integre manet. Unde potest
pro damnificatione et usu rei suæ supra aliquid recipere.

Sed non sic est in mutuo. Dicitur enim mutuum quia de
meo fit tuum vel e converso (1). Ut quinque solidi quos
mutuas mihi sunt mei, dominium eorum transit in me a
te. Unde iniquitas est si tu, pro re quæ mea est, aliquid
recipias, quia nihil ad te de re mea.

Secus est ubi locans nummos vult habere illos circa se
ut appareat dives, sicut Traso aliquis, vel gloriosus ille in
Secunda Rhetorica, in exemplo notationis (2). Tunc enim potes
aliquid accipere supra sortem pro re tua quam mihi locasti.
Et hoc facit sæpe princeps qui pro dolo hospites eludit
simulans se habere divitias et ostendendo alienas.

Ex jam dictis patet quod in nullo casu admittenda est usura.

***

(1) *Instit.*, l. m, tit. 14.
(2) *Rhet. ad Herennium*, l. IV. c. 50-51.

Si quelqu'un
peut
solliciter
d'un autre
un prêt
à *usure* sans
commettre
lui-même un
péché mortel.

QUESTION. — On se demande maintenant si quelqu'un peut solliciter d'autrui un prêt à usure, sans commettre lui-même un péché mortel.

Il semble que non ; car au témoignage d'Augustin : « Nous » sommes incomparablement plus tenus d'aimer l'âme de notre » prochain que notre propre chair. » Je suis donc plus tenu d'aimer l'âme d'un prêteur à intérêt que ma propre chair. Par conséquent, je ne puis recevoir de lui, pour la perte de son âme, un prêt à intérêt, sans pécher mortellement moi-même. Car si je le provoque au péché, je suis coupable de son péché ; tout comme si, à la façon d'un amant, je provoque une jeune fille à la fornication, je pèche mortellement ; tout comme si je provoque un détracteur à la médisance, en l'écoutant avec complaisance, je fais encore une faute mortelle, Jérome l'atteste : « S'il n'y a pas d'auditeur, il n'y a » pas de détracteur. » D'une façon analogue, s'il n'y a pas d'emprunteur, il n'y a pas de prêteur.

L'égalité dans le châtiment doit unir aussi ceux qui consentent et ceux qui accomplissent la faute. Car, non seulement ceux qui font l'acte, mais ceux qui y consentent, et à plus forte raison ceux qui coopèrent avec les premiers, méritent la mort. Si donc je coopère à ce fait qu'un tel prête à usure, en l'entraînant ainsi au péché je suis digne de mort. Selon la parole de l'Apôtre : « Mieux vaut mourir de faim que » se nourrir d'un blé volé, en scandalisant son frère. » D'une façon analogue : Mieux vaut mourir de faim que se nourrir du prêt d'autrui, en scandalisant son âme.

SOLUTION. — Il faut ici distinguer trois cas :

Le premier est celui d'un homme qui, dans le besoin, s'adresse au prêteur et l'invite à lui consentir un prêt non pas sans intérêt, mais plutôt avec intérêt ou avec attente de quelque chose en sus du capital — c'est ce que font aujourd'hui certains prélats qui sont bien de leur époque. Ils entre-

QUÆSTIO. — Nunc quæritur utrum aliquis possit petere ab alio mutuum sub usura quin ipse peccet mortaliter.

UTRUM
ALIQUIS POSSIT
AB ALIO PETERE
MUTUUM
[sub usura]
QUIN PECCET
MORTALITER

Videtur quod non, quia teste Augustino: « Incomparabiliter (plus) tenemur diligere magis animam proximi quam carnem propriam nostram (1). » Ergo plus teneor diligere animam fœneratoris quam carnem meam propriam. Ergo in perniciem animæ suæ non possum ab eo accipere mutuum sub usura quin peccem mortaliter. Si enim provoco eum ad peccandum, reus sum peccati illius, sicut si ego, tanquam procus, provocem juvenculam ad fornicandum pecco mortaliter; et detractorem provoco ad detrahendum, devote eum audiendo, pecco mortaliter, teste Hieronymo (2): « Si deest auditor, deest detractator »; et reciprociter, si deest mutuator, deest fœnerator.

Item consentientes et facientes par pœna constringit; quia non solum qui faciunt sed etiam qui consentiunt et multo magis qui cooperantur facientibus digni fiunt morte. Ergo si ego cooperor ad hoc quod iste det mutuum ad usuram, trahendo eum sic ad peccatum, dignus sum morte et, ut dicit Apostolus: « Satius est fame mori quam pro dolo sito vesci cum scandalo fratris (3), » et reciprociter: Satius est fame mori quam vesci mutuo istius cum scandalo animæ ipsius.

SOLUTIO. — Triplex est hic distinguendus casus.

Primus est cum aliquis accedit in necessitate sua ad fœneratorem et provocat eum non ad hoc ut det ei mutuum sine

(1) *Augustin.* De Doctrina christiana, l. 1, c. 27.
(2) *Hieronym.* Epist. LII, 14.
(3) *Ad Rom.*, c. XIV, v. 21.

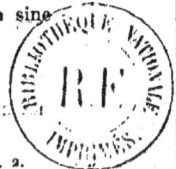

tiennent des prêteurs qu'il est de leur devoir de confondre et
promettent à leurs fils des bénéfices en vue d'obtenir d'eux des
prêts. Nous croyons que dans ce cas ils pèchent mortellement
parce que c'est sciemment qu'ils induisent les prêteurs à consentir un prêt avec une intention si perverse.

Le deuxième cas est celui des gens qui ont de quoi se
suffire et qui cependant s'adressent à de plus gros prêteurs,
contractant près d'eux un emprunt sous un faible intérêt de
manière à prêter cette somme à d'autres sous de plus gros
intérêts, ou bien à s'en servir soit pour faire un commerce
déloyal, soit pour vendre à terme. Tous ceux qui reçoivent
un prêt dans ces conditions pèchent mortellement.

Le troisième cas est licite. Par exemple si une personne
dans le besoin vient trouver le prêteur et lui propose cette
forme d'emprunt : « Je suis dans le besoin, vous êtes dans
» l'abondance ; or, je suis votre prochain que vous devez
» aimer comme vous-même ; donc dans la nécessité où je
» suis, vous devez me venir en aide en me consentant un
» prêt, selon ce que dit le Seigneur dans l'Évangile ; *Prêtez*
» *sans rien attendre en retour.* Je vous demande donc ce qui
» m'appartient et ce qui m'est dû, à savoir que vous me
» fassiez un prêt gratuit. »

Si le prêteur refuse absolument la gratuité, alors seulement vous pouvez donner de l'argent en sus du capital et
lui racheter ce qui est vôtre. Dans ce cas il y a péché pour
lui, non pour vous. C'est à un tel cas que s'applique le mot
de Jérôme : « Il vaut mieux que ton trésor soit exposé à
» l'usure plutôt qu'un pauvre à la pluie. » C'est d'après ce
principe que la bienheureuse Paule accepta de payer des intérêts afin de nourrir des pauvres. Si d'ailleurs le prêteur ou
un autre se scandalise à ce sujet, qu'il ne l'impute qu'à lui-
même. C'est ainsi que si une jeune fille fort belle vient à

usura sed potius cum usura vel aliqua exspectatione supra
sortem, sicut hodie faciunt quidam moderni prælati nostri,
nutrientes fœneratores quos confundere deberent et promittentes
filiis suis beneficia ut sic ab eis mutuum recipiant. Credimus
quod in hoc casu peccant mortaliter, ex quo scienter inducunt
fœneratores ad tam pravam intentionem dandi mutuum.

Secundus casus est de illis qui sibi sufficiunt et tamen,
accedentes ad majores fœneratores, ab eis mutuum accipiant
sub aliquanta usura ut illud dent aliis sub majori usura vel
ut inde exerceant suas mercimonías sophistice, vel vendendo
ad terminum : et in hoc casu omnes sic accipientes mutuum
peccant mortaliter.

Tertius casus est licitus, cum si quis indigens accedit ad
fœneratorem hanc formam mutuandi ei proponens : « Ego
» indigeo, tu abundas et cum sim proximus tuus quem debes
» diligere sicut teipsum, tu, in necessitate mea debes mihi
» subvenire in mutuo præstando, sicut dicit Dominus in
» Evangelio : *Date mutuum nihil inde sperantes* (1). Peto
» ergo a te quod meum est et mihi debitum, scilicet, ut
» gratis des mihi mutuum. »

Si nullatenus velit gratis, tunc tandem potes projicere
pecuniam supra sortem et redimere ab eo quod tuum est, et
sic ipse peccat, non tu. Unde in hoc casu ait Hieronymus :
« Melius est ut thesaurus tuus exponatur ad usuram quam
pauper ad imbrem. » Unde beata Paula accepit usuram ut
pasceret pauperes. Si autem fœnerator vel alius scandalizatur
in hoc casu, sibi imputet. Sicut si pulcherrima virgine tran-
seunte per vicum, scandalizaris in ejus formam, hoc non ei

(1) *Luc*, c. VI, v. 35.

passer dans la rue et que vous vous scandalisiez au sujet
de sa beauté, ce n'est pas à celle qui passe, mais à vous
qu'il faut vous en prendre. De même si vous voyant porter
de l'argent dans une forêt, des larrons sont excités au vol,
ce n'est pas là péché à vous mais à eux. Quant à la parole :
« Mieux vaut mourir de faim que de se nourrir du produit
» du vol, en scandalisant son frère », il faut l'entendre ainsi :
« dans le cas où vous seriez la cause efficiente du scandale ».

***

SI UN PRINCE,
UN PRÉLAT
OU UN AUTRE
PEUT RECEVOIR
QUELQUE
CHOSE D'UN
USURIER.

QUESTION. — Une question semblable se pose à propos
du prince ou du prélat d'un territoire ou de tout autre :
peuvent-ils recevoir quelque chose d'un prêteur, sachant et
connaissant que celui-ci ne possède rien qui ne provienne
d'usure? ou bien s'ils ont de fortes raisons de croire que tous
les biens du prêteur, ou peu s'en faut, ont pour origine soit
le vol, soit l'usure? Il semble que le prince puisse invoquer
ici le droit de souveraineté des princes; car ce décret a été
porté : « S'il est constant qu'un chrétien se soit fait prêteur
» à intérêts, tous ses biens tombent sous le droit et à la
» disposition du prince » ?

Les prélats, les abbés et les maisons religieuses qui prétendent avoir le droit de recevoir quelque chose de personnes
de cette sorte, paraissent se justifier en invoquant certaines
autorités. Ils disent : « Il faut dépouiller les Égyptiens et
» enrichir les Hébreux » ; « Faites-vous des amis avec l'ar-
» gent d'iniquité » sans scrupule de conscience. Et de telles
offrandes, ils osent les recevoir des usuriers alors que Tobie
s'écrie : « Nous sommes les enfants des saints ; il ne nous
» est pas permis de nous nourrir du produit du vol ! »

transeunti sed tibi imputandum est ; et si, te deferente pecuniam in nemore, accendantur latrones hoc videntes ad rapinam, hoc non tuum est sed eorum peccatum. Sed quod
dicitur : « Satius est fame mori quam pro dolo vesci cum
scandalo fratris » intelligendum est sic : ubi tu es efficiens
causa scandali.

***

Quæstio. — Item quæritur si princeps vel prælatus terræ,
vel alius possit aliquid recipere a fœneratore sciens et prudens
eum nihil habere nisi ex fœnore ? vel vehementer credens
quod fere omnia bona ejus sunt art de rapina aut de usura ?
Videtur quod princeps possit jure principum regni, quod decretum est, si constiterit christianum fieri fœneratorem, omnia
bona ejus cedere in jus et arbitrium principis.

*UTRUM
PRINCEPS VEL
PRÆLATUS VEL
ALIUS POSSIT
ALIQUID
ACCIPERE A
FŒNERATORE.*

Item videntur quibusdam auctoritatibus se defendere prælati,
abbates et domus religiosæ quibus contendunt se a talibus
posse aliquid recipere, dicentes : « Spoliandi sunt Ægyptii et
ditandi sunt Hebræi (1). » « Facite vobis amicos de mammona iniquitatis (2) », nihil interrogantes propter conscientiam. Et ita oblata recipere præsumunt a fœneratoribus, cum
clamet Tobias : « Nos filii sanctorum sumus, non licet nobis
comedere aliquid de rapina (3). »

(1) *Exod.* c. xii, v. 36.
(2) *Luc.*, c. xvi, v. 9.
(3) *Tob.*, c. ii, v. 18-21.

Mais la malice et la cupidité de tous les gens de cette sorte est facilement confondue par la bouche même du Sauveur à qui ils ne peuvent résister et qui déclare dans l'Évangile (à propos de Zachée disant : *Si j'ai fait tort à quelqu'un, je restitue au quadruple*) : « Aujourd'hui le salut de » ta maison s'est accompli. »

Décidant dans le même sens, Augustin dit : « Le repentir » est feint lorsque la chose volée n'est pas restituée, car le » péché n'est pas remis tant que l'objet volé n'est pas restitué. »

SOLUTION. — Nous disons, d'une manière générale, qu'aucun de ceux que nous venons de désigner ne peut recevoir quoi que ce soit d'un usurier qu'il sait être usurier ou dont la qualité est établie par l'attestation du voisinage.

Cependant le prince du territoire doit enlever au prêteur tous ses biens provenant de l'usure à la condition de ne pas les affecter à son propre usage, mais d'en faire la restitution à ceux qui ont été dépouillés, car s'il porte le glaive, c'est pour rendre à chacun ce qui lui appartient en pure justice. Mais s'il retient ces biens pour lui, nonobstant les réclamations adressées par les victimes aux prêteurs, il pèche mortellement, ainsi que nous l'avons déjà observé.

Quant aux autorités que les abbés et les monastères produisent en leur faveur pour pouvoir accueillir les usuriers, elles tournent à leur confusion. Ils ne peuvent donc légitimement rien recevoir de telles gens. Et tous les hommes sont, selon nous, placés à cet égard, dans la même condition. Il s'ensuit que le seigneur pape ne pourrait fournir dispense à un usurier ou à un voleur, de manière à les mettre en état de salut, si ceux-ci ne restituent, selon leur pouvoir, aux gens qu'ils ont spoliés ou ne donnent, par la main de l'Église, au profit des âmes de leurs victimes.

Sed malitia omnium istorum et cupiditas facillime suggillatur ore Salvatoris cui resistere non possunt, in Evangelio (de Zachœo dicente : *Si quem defraudavi restituo quidem in quadruplum*) : « Hodie facta est salus in domo tua (1). »

Item decretum Augustini ait : « Simulata est pœnitentia cum ablatum non restituitur, quia non dimittitur peccatum nisi restituatur ablatum (2). »

Solutio. — Dicimus ergo indistincte quod nullus prædictorum potest aliquid recipere a fœneratore quem scit esse fœneratorem attestante vicinia.

Princeps autem terræ omnia bona fœneratoria ei auferre debet, non ad usum proprium sed ad faciendum restitutionem spoliatis : quia propter hoc gladium portat ut unicuique reddat quod suum est de mera justitia. Si autem ea retineat sibi, cum spoliati fœneratoribus reclament, peccat mortaliter ut prænatovimus.

Et auctoritates quas abbates et monasteria pro se inducunt ad recipiendos fœneratores, eos confundunt. Unde nihil possunt de talibus recipere de jure. Et sic dicimus de omnium hominum conditione. Unde dominus papa non posset dispensare cum aliquo fœneratore vel raptore ut essent in statu salvandorum, nisi pro posse restituerent spoliatis, vel per manum Ecclesiæ darent pro animabus spoliatorum.

(1) *Luc.*, c. XIX, v. 8-9.
(2) *Augustini* Epist. cl. III, ép. CLIII, c. VI, 20.

Quant à ce dernier office, les abbés ou les moines, qu'ils soient noirs ou qu'ils soient blancs, n'ont pas à s'y immiscer, attendu qu'ils n'ont pas la charge de ces âmes, surtout là où les prêtres des victimes et tout le voisinage réclameraient.

***

QU'EST-CE QUE LE PRÊTRE DOIT ENJOINDRE A CELUI QUI PRÊTE EN VUE DE L'INTÉRÊT AU JEU DE DÉS ?

QUESTION. — Examinons le cas du jeu de perdition. Un tel prête à un joueur de dés, en stipulant l'intérêt au denier douze ; il se présente ensuite au tribunal de la pénitence. Que décidera le prêtre sur la question de restitution ? Peut-on retenir un intérêt de ce genre, alors que l'autorité dit que dans une cause où il y a quelque chose de honteux, la condition de celui qui possède est la meilleure ?

SOLUTION. — Nous disons que ce prêteur ne doit pas restituer au joueur, mais plutôt donner aux pauvres, par les mains de l'Église, l'intérêt acquis de la sorte. De même un clerc qui a acheté d'un évêque une prébende pour le prix de cent livres, ne doit pas restituer ces cent livres à l'évêque, mais doit plutôt en opérer le versement au profit de l'église à laquelle cette simonie a porté préjudice.

***

CONTRE CEUX QUI AFFIRMENT QU'IL N'Y A PAS A EXAMINER SI L'OFFRANDE DU PRÊTEUR PROVIENT DES INTÉRÊTS OU D'UN BIEN LÉGITIMEMENT ACQUIS. — QUE LES AUTORITÉS INVOQUÉES EN LEUR FAVEUR, PAR LES PRÉLATS ET LES ABBÉS, LEUR SONT PLUTÔT CONTRAIRES QUE FAVORABLES.

Certains disent encore qu'il n'y a pas lieu d'examiner si les offrandes d'un prêteur proviennent des intérêts ou d'un bien légitimement acquis. Par suite, disent-ils, les abbés qui reçoivent les usuriers ou leurs dons, n'ont pas à rechercher s'il leur est licite ou non de les recevoir. Mais les autorités auxquelles ils ont recours et dont nous avons déjà parlé, sont plutôt — nous l'avons fait voir précédemment — contre eux que pour eux. En effet il ne leur a pas été enjoint de recevoir ces dons, comme il fut prescrit aux enfants d'Israël d'emporter les vases d'or. Ils ne peuvent d'autre part se faire des amis avec l'argent d'iniquité, qu'en restituant aux victimes lorsqu'elles réclament près des abbés qui ont reçu ces dons.

Sed ad hoc officium non debent se abbates vel monachi nigri vel albi intrudere, quia illi non habent curas animarum talium, præcipue ubi sacerdotes sui proprii et tota vicinia reclamarent.

***

Quæstio. — Item de ludo perditionis quæritur utrum ille qui dat mutuum ludenti in alea mutuando ei undecim pro duodecim (1) si accedat ad forum pœnitentiale, quid debeat facere sacerdos de restitutione tali. An potest retinere tale fœnus cum auctoritas dicat quod ubi turpitudo est in causa, potior est pars possidentis.

Quid injungere debeat sacerdos danti ad usuram in alea.

Solutio. — Dicimus quod talis non debet ludenti restituere sed potius per manus Ecclesiæ dare pauperibus fœnus sic acquisitum, sicut clericus qui emit præbendam ab episcopo propter centum libras, non debet restituere illas libras episcopo, sed potius refundere debet illas in usum ecclesiæ cui injuriatum est per illam simoniam.

***

Item quidam dicunt quod non est discutiendum de oblatione fœneratoris an sit de fœnore, an de licite acquisito. Unde dicunt: abbates recipientes fœneratores aut dona illorum non habent inquirere utrum possint licite illa recipere vel non, inducentes prædictas auctoritates quas ostendimus supra potius esse contra eos quam pro eis. Non enim est præceptum eis recipere munera talia, sicut filiis Israel est præceptum asportare vasa ; nec possunt sibi facere amicos de mammona iniquitatis nisi restituendo spoliatis qui abbatibus recipientibus reclamant. Cum enim abbates talia recipiunt, non reddunt unicuique quod suum est, imo auferunt. Ergo in hoc non sunt justi.

Contra illos qui asserunt quod non est discutiendum utrum oblatio fœneratoris sit de fœnore an de licite acquisito. Et quod auctoritates quas prælati et abbates pro se inducunt, sunt potius contra ipsos quam pro ipsis faciant

(1) In mss. Paris, 3203, et Atreb. 62, legitur « onze por doze ».

Car en recevant ces offrandes les abbés ne rendent pas à
chacun ce qui lui appartient. Donc en cela ils ne sont pas
justes.

On prouve également, par les autorités de l'Ancien et du
Nouveau Testament, qu'il y a péché mortel à recevoir les
dons des usuriers, sans l'examen préalable qui est requis. Le
Seigneur dit, en effet, dans l'Évangile : « Le corps est supé-
rieur à sa nourriture. » L'âme l'emporte encore bien davantage sur la nourriture. Or, si l'on vous présentait un poison,
ou un breuvage ou un aliment dont vous pourriez douter s'il
est un poison mortel ou non, assurément vous ne l'absorberiez
pas sans un examen préalable. A plus forte raison, par conséquent, en un péril qui menace l'âme, devra-t-on se livrer à
un examen aussi sérieux ou même plus sérieux encore.

On lit encore : « Le sot boit l'iniquité comme l'eau. »
Or, l'abbé qui s'approprie un argent de cette nature, boit
cette eau dont le Psalmiste dit : « Que la tempête d'eau ne
m'engloutisse pas ! » Donc, en cela il est sot.

L'Apôtre dit aussi : « Éprouvez tout ; attachez-vous à ce
» qui est bon ; abstenez-vous de tout ce qui a l'aspect du
» mal. » Or, c'est sous l'aspect du mal que se présente
l'accueil ainsi fait à un usurier ; car il en résulte un très
grand scandale pour les voisins. Dans ce cas on n'a pas
procédé non plus à cette enquête préalable et nécessaire dont
l'Apôtre a dit : « Assurez-vous par l'épreuve de ce qu'est la
» volonté de Dieu, de ce qui lui plaît, de ce qui est parfait. »

Dans la Loi ancienne, tout animal dont le sabot n'est pas
fendu est maudit, et tout sacrifice sans sel est repoussé par
le Seigneur. Or, comme le dit l'Autorité, par la fente du
sabot, par l'apposition du sel, on entend le discernement. Or,
les abbés, dans les espèces que nous avons rapportées, ne
fendent pas le sabot, n'apportent pas de sel. Ils sont donc

Item probatur per auctoritates veteris et novi Testamenti quod peccant mortaliter recipiendo munera fœneratorum, vel raptorum, non præmissa discussione debita.

Ait enim Dominus in Evangelio : « Plus est corpus quam esca (1) », multo magis plus est anima quam esca. Sed si propinaretur venenum vel quodcumque poculum aut edulium de quo dubium esset utrum venenum mortiferum esset an non, constans est quod non incorporares illud sine inquisitione præmissa. Igitur multo fortius, ubi imminet periculum animæ, tanta vel major debet præmitti inquisitio.

Item « stultus bibit iniquitatem sicut aquam (2) », sed iste abbas rapiens talem pecuniam, bibit illam aquam de qua dicitur in Psalmo : « Non me demergat tempestas aquæ (3). » Ergo in hoc stultus est.

Item Apostolus : « Omnia probate ; quod bonum est tenete ; ab omni specie mala abstinete vos (4). » Sed hic est species mali in receptione talis fœneratoris, quia maximum scandalum sic oritur vicinis ; et hic non præmittitur debita probatio de qua Apostolus : « Ut probetis quæ sit voluntas Dei bene placens et perfecta (5). »

Item animal in lege quod non findit ungulam maledictum est, et omne sacrificium quod fit sine sale, reprobatum est a Domino. Sed, ut dicit auctoritas, per ungulæ fissuram, per salis appositionem intelligimus discretionem. Sed abbates in

(1) *Matth.*, c. VI, v. 25; *Luc.*, c. XII, v. 23
(2) *Job*, c. XV, v. 16.
(3) *Psalm.*, LXVIII, v. 16.
(4) *I. Ad Thessal.*, c. V, v. 21-22.
(5) *Ad Rom.*, c. XII, v. 2.

l'animal maudit par la Loi et n'ont pas le zèle prescrit par
la science.   .

Dans les moindres choses, ils procéderaient à l'examen
préalable nécessaire. Voudraient-ils acheter un bœuf, un cheval,
un serf, un archer ou un athlète, ils veilleraient attentive-
ment à découvrir toute tare pouvant exister dans l'objet du
marché, et dès qu'ils en apercevraient une, rejeteraient l'objet.
Or quelle tare plus grande peut-on trouver que l'usure ou la
rapine ! Cette tare ils ne veulent pas la connaître. Bien plus,
ils se réjouissent de l'ignorer. En cela ne sont-ils donc pas
des sots ?

Voilà le cas d'appliquer ces textes : « Les sots n'ont pas
» voulu comprendre ce qui leur eût permis de bien agir »,
et « L'ignorant restera dans son ignorance. » Tobie, lui, parlant du chevreau à sa femme dit : « Assure-toi qu'il n'a pas
» été volé, car nous sommes les enfants des saints, et il ne
» nous est pas permis de nous nourrir du fruit de la rapine. »
On lit dans Ezechiel : « Ha, ha, ha, seigneur Dieu ! voici que
» mon âme n'a pas été souillée. Depuis mon enfance jusqu'à
» ce jour, je n'ai rien mangé qui fût mort ou déchiré par les
» fauves. Aucune chair immonde n'est entrée dans ma bouche. »

Dans le Lévitique les gens de cette sorte sont exclus du
ministère de Dieu, parce qu'ils veulent être aveugles dans
des fonctions dont il est dit : « Que personne n'ait accès à
» mon ministère s'il est aveugle, boiteux, bossu, etc... »

Aussi bien, si ces traits puissants ne peuvent pénétrer les
cœurs des abbés, voici les charbons brûlants, c'est-à-dire les
vivants exemples des saints, qui doivent porter en eux la
terreur.

prædictis nec ungulam findunt nec salem apponunt. Ergo sunt animal maledictum in lege et zelum non habent secundum scientiam.

Item in minimis discussionem debitam præmitterent, ut si vellent emere bovem, equum vel servum aut sagittarium aut athletam, attenderent diligenter si aliquod vitium esset in re emenda, ut percepto vitio eam rejicerent. Sed quod majus vitium est quam usuræ aut rapinæ! Hoc vitium nolunt scire sed gaudent istud ignorare. Ergo stulti in hoc sunt.

Unde illud : « Stulti noluerunt intelligere ut bene agerent (1) » et « Ignorans ignorabitur (2). » Verum Tobias de hœdo, uxori suæ ait : « Vide ne furtivus sit. Nos enim filii sanctorum sumus, non licet nobis comedere quicquam de rapina (3) », et in Ezechiele : « Ha ha ha Domine Deus, ecce anima mea non est polluta, et morticinum et laceratum a bestiis non comedi ab infantia mea usque nunc, et non est ingressa os meum omnis caro immunda (4). » In Levitico arcentur tales a ministerio Dei, eo quod cœci volunt esse, in his ubi dicitur : « Nemo accedat ad ministerium meum si est cœcus, si claudus, si gibbosus, etc. (5). »

Itaque si istæ sagittæ potentes non penetrent corda abbatum, saltem carbones desolatorii, id est viva exempla sanctorum eos terreant.

(1) *I Ad. Corinth.*, c. II, v. 14.
(2) *I Ad. Corinth.*, c. XIV, v. 38.
(3) *Tob.*, c. II, v. 21.
(4) *Ezech.*, c. IV, v. 14.
(5) *Levit.*, c XXI, v. 18-20.

On lit, dans la vie de saint Fursy, qu'un ange l'ayant ravi
en extase, le diable le frappa avec une tunique que le saint
avait reçu d'un usurier sans savoir pourtant que le donateur
était usurier. Ce coup laissa sur lui une trace durable, ainsi
qu'il parut bientôt après, à son réveil.

On lit aussi, au sujet de saint Laumer de Blois, qu'un
usurier lui ayant offert une grosse somme d'argent provenant
d'usure, il compta les pièces et ne trouva que douze deniers
de monnaie de bon aloi. Il rendit les autres à l'usurier,
disant : « Ceci est de la monnaie du diable, car elle vient
d'usure. »

QU'IL Y A
PÉCHÉ MORTEL
POUR UN ABBÉ
A RECEVOIR
DES USURIERS,
MALGRÉ LES
RÉCLAMATIONS
DE
LEURS PROPRES
ÉVÊQUES
ET DE
LEURS PROPRES
PRÊTRES.

Enfin, un abbé qui reçoit de telles gens, malgré les pro-
testations de leurs prêtres et de leurs évêques, met la faux
dans la moisson d'autrui dans laquelle il n'a rien à voir.
Donc il pèche mortellement.

SOLUTION. — Telle est aussi notre opinion, et nous disons
que si l'usurier est notoirement tel, on ne peut le recevoir
qu'il n'ait restitué tout ce qu'il peut, et cela selon l'attestation du voisinage. Une maison serait notée d'infamie si elle
recevait, en cachette, un usurier, sans que le voisinage fût
informé qu'il a restitué.

DES DEUX
EXCUSES QUI SE
TIRENT, L'UNE
DE LA RELIGION,
L'AUTRE DU
FOR EXTÉRIEUR.

De tout cela il résulte que l'on peut pallier cette conduite de deux manières, l'une tirée de la religion, l'autre
du for extérieur, l'usurier ayant été reçu, dira-t-on, en vue
d'un bien. Le peuple, en sa simplicité, croit que cela est
permis, alors que Jérôme, dit pourtant : « L'équité simulée
» n'est pas équité, mais double iniquité. » L'excuse tirée du
for extérieur et des termes des lois humaines permet à l'abbé
de recevoir l'usurier, mais à la condition que ce dernier
n'apporte pas avec lui des choses volées. Si, par exemple,
vous avez de l'argent volé ou provenant d'usure, et qu'avec
cet argent vous achetiez un champ, la loi de Justinien dit
que vous n'êtes pas le propriétaire de l'argent, parce qu'il a

Legimus de sancto Fursæo : cum ipse deferretur ab angelo, percussit eum diabolus tunica quam recepit a fœneratore nesciens tamen eum fœneratorem, et ei perpetuam impressit maculam, sicut postmodum patuit cum resuscitatus est (1).

Item de sancto Launomaro Blesensi legitur quod cum fœnerator obtulisset ei magnam summam pecuniæ de fœnore, computavit nummos et non invenit nisi tantum duodecim denarios probatæ monetæ; alios restituens fœneratori ait: « hæc sunt de moneta diaboli quia de fœnore (2). »

Item abbas recipiens tales, reclamantibus propriis sacerdotibus et episcopis illorum, mittit falcem in alienam messem quæ non spectat ad eum ; ergo peccat mortaliter.

QUOD ABBAS PECCAT MORTALITER QUI RECIPIT FŒNERATORES RECLAMAN-TIBUS PROPRIIS EPISCOPIS ET SACERDOTIBUS

SOLUTIO. — Quod concedimus dicentes quod si publicus est fœnerator, non recipiat eum nisi faciat restitutionem omnium eorum quæ potest, et hoc fiat per attestationem viciniæ. Nam infamem faceret domum suam si talem in occulto reciperet, vicinia nesciente aliquam factam ob eo fuisse restitutionem.

Ex dictis patet quod duplex est palliatio, una religionis, altera forinsecæ allegationis, quia sub specie boni recipit fœneratores. Credit simplex populus quod licitum sit, cum dicat Hieronymus : « Simulata æquitas non æquitas, sed duplex iniquitas. (3) » Forinseca allegatio secundum leges humanas judicat fœneratorem esse recipiendum ab abbate dummodo rem furtivam non afferat secum. Puta si habes nummos furtivos vel de fœnore et emas inde agrum, dicit lex Justi-

DE DUPLICI PALLIATIONE UNA RELIGIONIS ALIA FORINSECÆ ALLEGATIONIS

(1) *Acta sanctorum*, januar., t. II, p. 38, cap. III ; Edition de 1734. *Petri Cantoris* Verbum abbreviatum, Not. ad. cap. L.
(2) *Acta sanctorum*, Januar., t. II, p. 233 C et D ; édition de 1734.
(3) *Hieronymi* Comment. in Isaïam l. VI, c. XVI, v. 14.

été volé. Mais le champ tombe sous votre domaine ; partant vous pouvez le donner au monastère, et les moines peuvent accepter ce champ. Si, au contraire, vous avez une pièce de monnaie volée et que vous l'échangiez contre deux oboles, est-ce que ces oboles ne sont pas aussi le produit du vol ?

L'autorité dit aussi : « Un mauvais arbre ne peut pro- » duire de bons fruits. » Mais cet arbre est mauvais et aussi sa racine et, partant, ses fruits sont mauvais. Car, ainsi que l'Apôtre le dit en s'adressant aux Romains : « Si la « racine est sainte, les rameaux aussi sont saints. (*Ep. ad* « *Rom.*) » Et d'une façon analogue, si la racine est corrompue, les rameaux aussi sont corrompus. Si donc, au moyen d'une chose volée, vous vous êtes acquis une chose équivalente, le vice subsiste toujours, et l'on ne peut employer ce bien à faire l'aumône.

SOLUTION. — C'est aussi notre avis, et nous disons qu'il faut distinguer deux fors : celui de la discussion, et celui de la confession. Au for de la discussion, la loi susdite est applicable ; mais elle ne l'est pas au for de la confession, l'homme étant ici tenu de faire porter son jugement sur toute la substance et toutes les circonstances du péché, de telle manière que non seulement les idoles, mais les talismans des idoles soient ensevelis sous le térébinthe.

Dès lors, un abbé ne doit pas recevoir sciemment une chose volée ou le prix d'une chose volée, sous quelque forme qu'on la lui offre, que ce soit sous sa forme propre ou sous une autre — dans le cas du moins où l'auteur de l'offrande ne possède rien que la chose ainsi définie. Mais si celui qui fait l'offrande possède autant de bien légitimement acquis qu'il en doit à ses victimes, pourvu qu'il promette de s'acquitter selon la loi, l'abbé peut recevoir le prix de la chose volée. Si plus tard la dette n'est pas

.niana quod non es dominus nummorum quia furtivi sunt.
Sed ager transit in dominium tuum et ideo potes illum dare
monasterio et illi possunt accipere agrum talem. Sed contra
tu habes nummum futivum et commutas in duos obolos
nonne illi sunt furtivi ?

Item auctoritas dicit : « Arbor mala non potest bonos
fructus facere (1) », sed hæc arbor mala est et radix, ergo et fructus mali, quia ut dicit Apostolus, ad Romanos : « Si radix
sancta, et rami sancti. (*Ep. ad Rom.*) (2). Et reciprociter, si
radix infecta, et rami infecti. Si ergo per rem furtivam
acquisisti tibi rem ei æquivalentem, semper remanet vitium
et non potes inde eleemosynam facere.

SOLUTIO. — Quod concedimus dicentes quod duplex est
forum : unum est altercationis, alterum confessionis. In foro
altercationis, locum habet lex prædicta, sed non habet locum
in foro confessionis ubi homo tenetur judicare de omni
substantia et circumstantia peccati : ut non solum idola sed
phylacteria idolorum subfodiat sub terebintho.

Unde abbas non debet scienter rem furtivam vel pretium
rei furtivæ, in quacumque specie ei offeratur recipere, in sua
vel in alia specie, ubi offerens nihil habet nisi rem talem.
Si autem offerens tantam rem habet de licite acquisito
quantum ipse debet spoliatis ab eo, cum id promiserit solvere
ut dicit lex, potest abbas recipere pretium rei furtivæ. Si

---

(1) *Matth.*, c. vii, v. 18.
(2) *Ad Rom.*, c. xi, v. 16.

acquittée, l'abbé n'est pas tenu alors de restituer aux victimes.

*
* *

QUESTION. — Comme parfois des usuriers font des offrandes aux églises, les construisant, en tout ou en partie, du fruit de l'usure, donnant des vitraux, des dortoirs, des ermitages, des hôpitaux, des léproseries, on demande ce que doit faire le prélat qui a le pouvoir de les détruire, lorsqu'il sera devenu certain pour lui que ces œuvres proviennent de l'usure. Ne comprendra-t-il pas que des temples de cette sorte sont comme des temples de Baal? Comment ceux qui y vivent peuvent-ils avoir une conscience pure, sachant que ce sont là des tabernacles de pécheurs, construits avec les produits du péché, et qu'ils n'y peuvent guère manger que ce qui provient de la rapine?

Si cependant le prélat détruit ces édifices, ils n'en ont pas moins été consacrés. Ou bien, dira-t-on, ceux qui les habitent n'auront point d'autre demeure, ni d'autres moyens de subsistance.

PREMIÈRE SOLUTION. — Il ne nous semble pas qu'une telle peste puisse être purifiée autrement que par la convocation d'un concile général de tous les évêques et princes sous la présidence du seigneur pape. Là l'Église et en même temps les Princes décréteraient universellement, sous peine d'excommunication et de condamnation, l'obligation pour chacun de de se livrer à un travail soit spirituel, soit corporel, à la fois pour que chacun ne mange que son propre pain, c'est-à-dire gagné par son propre labeur, selon le précepte de l'Apôtre, et pour qu'il n'y ait plus parmi nous ni raffinés, ni désœuvrés. Par là également disparaîtraient tous les usuriers, les factieux, les voleurs. Sur ces bases on pourrait fonder les aumônes, construire les églises et toutes choses seraient ainsi ramenées à l'état antique.

autem postmodum fiat non solvendo, non tenetur tunc restituere abbas spoliatis.

₊

Quæstio. — Item cum fœneratores passim offerant ecclesiis, construendo eas totas vel in parte de fœnore, ut vitreas
vel dormitoria, vel eremitoria vel hospitalia aut domos leprosorum, quæritur quid faciat prælatus qui habet potestatem
diruendi hæc, cum constiterit ei quod talia sunt ex fœnore.
Nonne intelligit quod hujus modi templa sunt tanquam templa Baal? Quomodo ergo possunt ibi viventes habere mun-
dam conscientiam scientes quod hæc sunt tabernacula peccatorum et ex peccatis constructa, et quod in illis vix aliqua
comedunt nisi ex rapina.

Si autem diruit ea, sed ipsa consecrata sunt, vel habi-
tantes in eis non habebunt alias ubi habitent vel unde vivant.

QUID FACIEN-
DUM PRÆLATO
QUI HABET
POTESTATEM
DIRUENDI
ECCLESIAS ET
ÆDIFICIA CONS-
TRUCTA SUB
NOMINE ECCLE-
SIÆ A FŒNE-
RATORIBUS,
CUM HOC
CONSTITERIT EI.

Solutio prima. — Non videtur nobis quod tanta pernicies
plene possit purgari nisi convocato generali concilio omnium
episcoporum et principum sub domino papa, ubi Ecclesia
simul et Principes indicerent omnibus sub pœna excommuni-
cationis et condemnationis ut quilibet laboraret aut spiritualiter aut corporaliter, et ut unusquisque panem suum, id est
sui laboris manducaret, sicut præcepit Apostolus (1), et ne
aliqui essent curiosi aut otiosi inter nos. Et sic tollerentur
omnes fœneratores et seditiosi et raptores, et sic possent fieri
eleemosynæ et fabrica ecclesiarum, et omnia sic reducerentur
ad pristinum statum.

(1) II *Ad Thessal.*, c. III, v. 10-12.

Mais bientôt par l'effet de la dissimulation, des dispenses et de la protection des gens considérables,

Omne in præcipiti vitium stetit...

Dans notre hypothèse, que fera donc le prélat?

DEUXIÈME SOLUTION. — Nous disons que les églises sont consacrées ou ne le sont pas.

Si elles sont consacrées, il faut en payer le prix aux victimes des usuriers. L'abbé ou le chapitre versera aux victimes elles-mêmes ou au profit de leurs âmes, une somme égale à celle que l'on estimera avoir reçue illicitement pour la construction de l'église ainsi bâtie. Si l'on n'a pas de quoi effectuer ce rachat, il faut supplier les victimes et tant faire auprès d'elles, soit qu'on leur fasse considérer le présent ou envisager l'avenir, que l'on soit enfin tenu quitte par elles-mêmes.

Si des églises non consacrées ont été construites avec le produit de l'usure, on peut de la même manière en opérer le rachat, ou bien les détruire, ou les vendre au profit des victimes. Et nous ne désapprouverions pas que l'on en détruisît à l'occasion, afin que l'exemple d'un devienne un enseignement et un sujet de crainte pour plusieurs et les détourne d'élever des constructions semblables. En ce qui concerne les fondations de chaires, les léproseries et les hospices, ce serait prendre un parti raisonnable que de travailler, après estimation, en vue de restituer et de donner satisfaction aux victimes ou à leurs âmes, et par les mains de l'Église ou d'après sentence d'un arbitre pris dans l'Eglise. Il est en effet de règle très chrétienne et absolue que nul ne peut, s'il vit sciemment et de propos délibéré, du produit de l'usure ou coopère de quelque manière que ce soit avec un voleur, être dans l'état de salut.

**

Sed modo, per dissimulationem et dispensationem et per notorii protectionem

Omne in præcipiti vitium stetit... (1).

Quid ergo faciet in prædictis prælatus ?

Solutio. secunda. — Dicimus quod ecclesiæ aut sunt consecratæ aut non.

Si consecratæ, redimendæ sunt a spoliatis ; ut abbas et capitulum dent tantam summam pecuniæ spoliatis, vel pro animabus illorum, quantum credunt se accepisse illicite ad fabricam talis ecclesiæ. Si autem non habeant unde faciant hanc redemptionem, supplicent spoliatis, et tantum faciant apud eos, vel per præsentia vel per futura, ut absolvant eos.

Si non sint consecratæ et constructæ sint ex fœnore, simili modo redimi possunt vel dirui aut vendi ad usum spoliatorum, et non est improbandum si in casu diruantur ut exemplum unius sit multorum instructio et terror, ne similia construant. In cathedralibus et domibus leprosorum et hospitalium, consilium esset sanum ut estimatione laboraretur ad restitutionem et satisfactionem faciendam spoliatis vel animabus ipsorum et per manus Ecclesiæ aut per arbitrium in Ecclesia. Est enim regula christianissima et indissolubilis quod nemo, dum vivit sciens et prudens de usura vel de quocumque modo currit cum fure scienter, est in statu salvandorum.

***

(1) *Juvenalis* Sat. 1, 149.

Il y a neuf manières d'être complice d'un voleur : 1° en lui donnant des ordres ; 2° en lui donnant des conseils ; 3° en lui donnant son consentement ; 4° en le louant ; 5° en recélant ; 5° en étant en rapport avec lui ; 7° en se taisant ; 8° en ne faisant pas d'opposition ; 9° en ne le dénonçant pas.

En donnant des ordres, c'est le cas d'un maître commandant à ses serviteurs de voler. — *En donnant des conseils*, comme Brocard qui dira qu'il est permis à un évêque de faire des collectes sur ses prêtres. — *En donnant son consentement*, c'est le cas du serviteur d'un usurier ou de sa famille. — *En louant*, comme celui qui par des flatteries pousse un usurier à prêter et un voleur à voler. — *En recélant*, c'est l'abbé qui garde les coffres et les écus d'un usurier comme un bourgeois qui recevrait des larrons. — *En ayant des relations* avec ces gens-là, par exemple en partageant leur table. — *En se taisant*, tel l'abbé qui néglige de rechercher si ce qu'il reçoit provient ou non de la rapine. — *En ne faisant pas d'opposition*, comme celui qui le pouvant, n'attaque pas (le voleur). Car le pape Léon a dit : « Celui-là n'est pas à l'abri du soupçon de complicité occulte, qui néglige de s'opposer à un crime manifeste. » — *En ne dénonçant pas*, c'est le cas de celui qui voit un larron entrer chez vous pour voler vos papiers et ne le signale pas.

*
* *

SI L'ON PEUT,
EN QUELQUE
CAS, RECEVOIR
DE L'ARGENT
PROVENANT
D'USURE ? A
QUOI IL N'Y A
QU'UNE
RÉPONSE.

QUESTION. — On demande encore s'il existe quelque cas permettant de recevoir licitement de l'argent d'usure.

Il est clair que non, comme on l'a prouvé ci-dessus par une foule de textes.

Mais que décider au sujet des croisés qui n'ont que du bien mal acquis ? Avec ces ressources leur départ ne peut

Curritur autem cum fure novem modis : 1° Cum quis
præcipit. 2° Cum consulit. 3° Cum consentit. 4° Cum adulatur.
5° Cum receptat. 6° Cum communicat. 7° Cum tacet. 8° Cum
non resistit. 9° Cum non indicat.

Cum *præcipit*, ut dominus cum præcipit servis ut rapiant.
— *Consulit*, ut Brochardus qui dicet licere episcopo facere
collectas a sacerdotibus. — *Consentit*, ut serviens fœneratoris
vel familia. — *Adulatur*, ut ille qui per adulationes induit
fœneratorem vel raptorem ad fœnus vel rapinas. — *Receptat*,
ut abbas qui servat forulos et loculos fœneratoris, tanquam
burgensis qui reciperet latrones. — *Communicat*, ut ille qui
cum talibus vescitur. — *Tacet*, ubi negligens est abbas
inquirendi utrum sit de rapina vel non quod recipit. —
Non resistit, ut ille qui cum possit non arguit, quia dicit
Leo papa : « Non caret scrupulo societatis occultæ qui
manifesto facinori desinit obviare. » — *Non indicat*, ut qui
videt latronem intrantem ut furetur decreta tua et non
indicat.

*
**

Quæstio. — Item quæritur utrum in aliquo casu possit
quis licite recipere fœnebrem pecuniam.

Quod non videtur, ut supra probatum est multis locis.

Sed quid ergo erit de crucesignatis qui non habent aliqua nisi de illicite acquisito cum quibus meritorie profiscici

UTRUM IN
ALIQUO CASU
POSSIT QUIS
FŒNEBREM
PECUNIAM
RECIPERE.
CUJUS SOLUTIO
UNA EST.

être méritoire. D'autre part, faute de les prendre avec eux,
il leur faudra rester et encourir ainsi l'excommunication. Que
feront-ils donc ?

Que décider aussi touchant les soldats mercenaires qui
ne reçoivent guère des princes que ce qui a été acquis par
usure ou rapine ?

Que dire encore de l'héritière d'un usurier devenue nubile
et n'ayant d'autres biens que ceux illicitement acquis par
son père ? des fils d'usuriers en cours d'études ou entrés
au clôître ? de la femme, de toute la famille et de toute la
suite de l'usurier, gens que la lèpre de l'usure a tous
atteints, puisque tous sont complices du voleur, comme
nous l'avons montré précédemment ?

Que résoudre enfin à l'égard des prélats, des abbés et de
presque toutes les églises qui reçoivent des offrandes, des
redevances, des dons provenant de tels hommes ?

Disons plus : qu'adviendra-t-il de tout le monde ? Quelle
sera la condition de tous les hommes ? car la pestilence de la
simonie et de la rapine pénètre tout, à ce point que sur les
marchands, les changeurs, les bourgeois, sur les subordonnés
et sur les prélats, on trouvera à peine un poil ou une
parcelle de peau qui ne tire de là sa nourriture. Ne faut-il
pas les purifier jusqu'au fond, selon la loi de la vraie pénitence ? Mais par qui et comment se fera cette purification ?

SOLUTION. — Voici notre réponse. Il nous semble qu'à
l'instar des médecins qui, pour guérir le corps, ne recourent
pas d'ordinaire, quand la maladie est grave et longue, aux
purgations par les tisanes mais par la scammonée ; de même
au tribunal de la pénitence, on doit d'abord faire boire à
nos gens la scammonée la plus amère. Aujourd'hui elle
paraîtra à tous très difficile à avaler. Et pourtant sans elle
il n'y a pas de salut.

non possunt, et nisi illa secum asportent, oportebit eos rema-
nere et ita excommunicabuntur. Quid ergo facient?

Item quid erit de militaribus stipendiariis qui fere nulla
recipiunt a principibus nisi quæ per usuram aut rapinam
sunt acquisita?

Et quid de filiafamilias fœneratoris cum nubilis est, quæ
nihil habet nisi de illicite acquisito a patre, et de filiis fœneratorum in studiis, in claustris et de uxore, et de tota familia
et sequela fœneratoris quos omnes lepra usuræ percellit, quia
omnes currunt cum fere ut supra ostendimus?

Et quid de prælatis et abbatibus et fere omnibus ecclesiis
qui recipiunt oblationes et redditus et dona et tallias a
talibus?

Imo quid erit de toto mundo et de omnium hominum
conditione quia hac fœtulentia simoniæ et rapinæ inficitur,
quia vix est pilus aut pellis aut in mercatoribus aut in
cambiatoribus aut quibuscumque burgensibus, aut subditis
aut prælatis qui non nutriantur ex hujusmodi? Nonne penitus
purgandi sunt ex lege veræ pœnitentiæ? Sed quis purgabit
eos et quomodo?

SOLUTIO. — Respondemus. Videtur enim nobis quod sicut
in medicina corporali solent medici, ubi longa est et valida
ægritudo, non decoctionibus sed scamonia uti in purgatio-
nibus: ita in foro pœnitentiali, scamonia asperrima est eis
primo propinanda quæ omnibus hodie videtur difficillima, et
tamen sine ea non est salus.

Voici la scammonée : Restitue tout ce que tu as pris, si
tu le peux. Si tu ne le peux pas, et que plus tard il
t'arrive d'être plus à l'aise, restitue alors selon cette parole
de l'Évangile : « Livrez-le au bourreau jusqu'à ce qu'il ait
» restitué le dernier liard. » Et toute la séquelle des gros
voleurs et des gros usuriers ainsi que leur famille doit être
pressée par les prélats de faire restitution, parce que tous
sont coupables, selon ce commentaire d'Augustin sur Mat-
thieu : « Tous les Juifs furent coupables de la mort du
» Christ, parcé qu'ils ne résistèrent pas, autant qu'ils le pou-
» vaient, à ceux qui le mirent en croix. »

Donc les pèlerins doivent partir nus en suivant le Christ
nu, plutôt que de s'enrichir par l'usure ou la rapine.

Il faut en dire autant des mercenaires et des hommes de
toute condition, lorsqu'ils savent bien qu'ils ne vivent que
d'usure et de rapine.

Quant à la femme de l'usurier, elle doit — nous l'avons
dit — vivre séparément, du travail de ses mains. Elle ne
peut cohabiter avec un mari prêteur incorrigible, au milieu
de ses rapines. Elle devra lui rendre le devoir conjugal à
des heures déterminées.

On remarquera que tous ceux dont nous venons de parler
pèchent de trois manières. *Premièrement*, ils pèchent grave-
ment en commettant la rapine. *Deuxièmement*, ils pèchent
davantage, en retenant longtemps le bien d'autrui, au détriment de ceux qu'ils ont dépouillés. *Troisièmement*, ils
pèchent plus encore en engageant le bien d'autrui auprès des
tiers. Par suite, ces usuriers ou ces voleurs ne sont pas
seulement tenus de restituer le capital initial, mais encore
d'indemniser leurs victimes à raison de tous les dommages
qu'il leur ont infligés par une longue détention de leurs
biens.

Ecce scamonia : restitue omnia ablata si potes, et si. non
potes et postmodum aliquid pinguius tibi accedat, restitue,
juxta illud Evangelii : « Tradite eum tortoribus usque restituat omnia usque novissimum quadrantem (1). » Et omnem
sequelam majorum raptorum et fœneratorum et familiam
debent prœlati similiter compellere ad restitutionem quia
omnes rei sunt, juxta Augustinum super Matthaeum qui ait :
« Omnes Judæi rei fuerunt mortis Christi qui non restiterunt
crucifixoribus quantum potuerunt (2). »

Ergo peregrini potius nudi proficisci habent sequendo
nudum Christum quam ditari ex fœnore vel rapina.

Similiter dicendum est de stipendiariis et de omnibus
generibus hominum qui sciunt se ex usura et rapina vivere.

Verum uxor fœneratoris seorsum debet vivere, ut prædiximus, ex labore manuum et non cohabitare cum incorrigibili
viro suo fœneratore in rapinis suis, et reddere debet ei
debitum horis certis.

Et nota quod omnes prædicti tripliciter peccant : *Primo*,
multum peccant cum rapiunt ; *secundo* magis cum in damno
spoliatorum res alienas diu detinent; *tertio* adhuc plus cum
res alienas apud alios obligant. Unde tales fœneratores vel
raptores non solum tenentur satisfacere de priori sorte sed
de omni damno quod intulerunt spoliatis ex diuturna deten-
tione.

(1) *Matth.*, c. xviii, v. 34.
(2) *Augustini* In *Joannis* Evangelium, Tract. cxiv, 4-5.

DANS QUEL CAS
ON PEUT ÊTRE
LÉGITIMEMENT
DÉTENTEUR
D'UNE SOMME
PROVENANT
D'USURE.
ET DE L'ORDRE
QUE DOIT
SUIVRE (dans
la
restitution)
L'USURIER
OU LE VOLEUR.

Il faut maintenant savoir dans quel cas on peut être
légitimement détenteur d'une somme provenant d'usure. Supposons que l'on apporte toute la diligence requise pour
savoir si l'argent que l'on reçoit d'un usurier est d'origine
usuraire. Supposons que cet usurier affirme qu'il n'a pas
cette origine, croyant lui-même que ce qu'il donne provient
d'une autre source que de l'usure. Alors cet argent peut
être accepté soit par un abbé, soit par un autre, pourvu
toutefois que cela ne donne pas lieu à scandale. Mais ni un
abbé, ni un autre n'a à recevoir sciemment et de propos
délibéré, par la main d'un usurier, une chose provenant de
l'usure.

Bien plus, voici l'ordre que doit toujours observer, dans
ses restitutions, un usurier ou un voleur. Il se rendra auprès
du prélat de son église ou d'une autre personne de bonne
réputation, si le prélat lui est suspect. Tous les fruits de sa
rapine ou de ses usures, il doit les distribuer, par les mains
de cet intermédiaire, de la manière suivante : s'il y a des
victimes défuntes, c'est à elles qu'il faut restituer en première
ligne, de telle sorte que le don en soit fait aux pauvres qui
prieront pour elles, dans le temps où elles ont besoin de
secours en Purgatoire. Car si la restitution tardait pour elles
jusqu'à ce qu'elles fussent délivrées du Purgatoire, elle ne leur
servirait plus de rien. Mais tant qu'elles sont dans le Purgatoire, cette restitution contribuera à hâter leur délivrance.

Mais si les gens dépouillés sont là ou bien leurs héritiers,
c'est à eux que restitution devra être faite ou satisfaction
accordée, à leur gré. Ceci se fera surtout si, mus par un
sentiment de pitié pour les usuriers venus les supplier, ils
veulent bien leur remettre tout ou partie de la dette.

En troisième lieu, il faut envisager le cas où les victimes
(ou leurs ayants-droit) sont en des pays tellement éloignés
qu'on ne peut les aller trouver, mais sont cependant en vie.

Et sciendum est qui est casus quo fœnebris pecunia licite potest detineri. Puta, si aliquis debitam apponat diligentiam ut sciat an fenebris sit pecunia quam recipit a fœneratore et ille jurat ei quod non est fœnebris credens ipsum aliunde habere quod dat quam ex fœnore, tunc potest recipi vel ab abbate vel ab alio, dummodo hoc fiat sine scandalo. Sed nec abbas nec alius per manum fœneratoris habet aliquid recipere de fœnore sciens et prudens.

Imo hic est ordo semper habendus ubi restituit fœnerator vel raptor : accedere debet ad prælatum ecclesiæ suæ vel ad alium virum bonæ opinionis, si prælatus est ei suspectus; et per manum ejus debet omnem rapinam et usuram ejus sic distribuere, scilicet ut si mortui sint spoliati, illis primo loco facienda est restitutio ut pauperibus erogetur suffragantibus pro illis, dum ipsi egent suffragio in purgatorio. Nam si restitutio differatur pro eis quousque absolvantur a purgatorio, non valebit tunc eis aliquid; sed dum sunt in purgatorio valebit eis ad celeriorem absolutionem.

Si autem spoliati sunt præsentes, vel heredes illorum, eis facienda est restitutio vel satisfactio ad libitum suum, quod erit si ipsi velint remittere debitum vel partem debiti, moti pietate fœneratorum supplicantium eis.

Tertio loco considerandum si sint adeo remotis partibus quod inveniri non possunt et tamen vivi sunt. Tunc aut mittenda eis pecunia ablata aut proximis eorum conferenda,

Alors il faut ou bien leur envoyer l'argent volé, ou le remettre à leurs proches. C'est ainsi que par les mains d'un prélat, ou d'un homme scrupuleux, et non par les mains d'un usurier, une partie pourra être donnée à des monastères pauvres, voire aux usuriers eux-mêmes ou aux voleurs s'ils sont dans le besoin comme les autres pauvres. Mais si un abbé se mêle, en servant d'intermédiaire, de recevoir quelque chose d'un usurier ou d'un voleur, sans recourir à la décision de son église, ou de son prélat, ou d'un homme scrupuleux, il pèche ainsi que nous l'avons dit ; et il est tenu à restitution s'il reçoit sciemment ou par ignorance crasse quelque chose qui provienne de l'usure.

Ce que l'on vient de dire montre assez quels sont les complices du voleur : tout le monde, ou à peu près, est disposé à se faire complice du voleur, de l'une ou l'autre de ces manières.

***

QUELLES DISTINCTIONS IL FAUT FAIRE POUR POUVOIR DONNER UN BON CONSEIL A CEUX QUI VEULENT RESTITUER.

QUESTION. — Que doit-on dire à ces sortes de gens s'ils s'approchent du tribunal de la pénitence, dans l'intention de restituer selon le jugement de leur église ?

SOLUTION. — Ceux qui ont à les conseiller doivent faire des distinctions selon que leurs biens proviennent partie de l'usure ou de la rapine, partie d'acquisitions légitimes, ou bien que rien de ce qu'ils possèdent n'a été légitimement acquis.

Si le coupable a un héritage ou un bien légitime suffisant à son propre entretien ou à celui des siens, il doit restituer immédiatement tout ce qu'il tient de profits usuraires, en fixant des termes pour le remboursement du solde, et en s'efforçant d'obtenir des délais de paiement de ceux que son usure a dépouillés. Pendant ce délai, il vivra avec parcimo-

aut pauperibus pro illis eroganda, et sic per manum prælati
vel viri timorati, non per manum fœneratoris potest aliqua
pars dari pauperibus monasteriis et ipsis usurariis vel raptoribus si egeant tanquam alii pauperes. Si autem abbas se
intrudit ut in medietate recipiat a fœneratore vel raptore
aliquid, sine arbitrio suæ ecclesiæ vel prælati vel talis viri,
peccat ut diximus; et tenetur ad restitutionem si recipit aliquid de fœnore scienter vel crassa ignorantia.

Ex dictis patet qui sunt qui currunt cum fure : fere totus
mundus accinctus currere cum fure aliquo istorum modorum.

∗

QUÆSTIO. — Sed quid dicetur istis si accedant ad forum
pœnitentiale volentes restituere ad arbitrium ecclesiæ?

QUALITER SIT
DISTINGUENDUM
UT DETUR SA-
NUM CONSILIUM
VOLENTIBUS
RESTITUERE.

SOLUTIO. — Ad consulentes his sic est distinguendum,
scilicet aut quæ habent partim sunt de fœnore aut rapina,
partim de licite acquisito, aut nihil habent de licite acquisito.

Si habent hereditatem vel justam possessionem unde
possint se et suos sustinere, restituant statim quicquid habent
de fœnebri quæstu et residuum solvant ad terminos et impe-
trare studeant spatium solvendi ab his quos per usuras spo-
liaverunt et parce vivant interim de hereditate sua, et hoc
anno quidquid ultra necessaria vitæ reservare aut acquirere

nie du produit de son héritage et, cette année là, tout ce
qui en dehors des choses nécessaires à la vie, aurait pu
être mis de côté ou employé en acquisitions, il le consacrera
à restituer. Il fera de même une seconde et une troisième
année. Car nous ne croyons pas que, pour restituer, il soit
tenu de vendre immédiatement tout ce qui, ne provenant pas
d'usure, est sa propriété légitime et de se condamner ensuite
lui, sa femme, ses filles et ses fils, à la mendicité. Si, par
exemple, je vous devais cent livres et que je n'eusse pas de
quoi vous les rendre, je serais tenu de vous rendre tout ce
que je pourrais gagner, en prélevant toutefois ce qui est
nécessaire à la vie.

Supposons maintenant que le coupable ne possède que de
l'argent venant d'usure. De grands et sages auteurs veulent
que dans ce cas on lui donne le même conseil que dans le
premier : à savoir de retenir sur le fruit de l'usure, ce qui
lui est indispensable, puis de s'acquitter d'année en année
selon ses moyens, en retenant toujours cependant ce qui
serait nécessaire à lui et aux siens. — Quant à nous, nous
n'osons pas donner ce conseil, parce que ce serait vivre
très sciemment de rapine. Mais nous lui donnons ce conseil
plus sûr d'aller trouver ceux qu'il a dépouillés par l'usure
et d'en obtenir une réduction de dette. Si, par exemple, il
les a volés de cent livres, qu'ils lui en fassent remise
moyennant vingt livres, de telle façon toutefois qu'ils lui
fassent cette remise en toute liberté et indépendance, mais
de telle façon aussi que s'il était disposé à leur payer
cent livres, ils le tiennent quitte moyennant vingt livres,
afin de ne pas mettre en péril la famille du solliciteur. Si
cependant les gens dépouillés ne se sont pas décidés libre-
ment, s'ils ont subi une contrainte, ayant consenti la remise
parce que peut-être ils aimaient mieux recevoir quelque
chose que de tout perdre, je crois que le coupable n'est pas

possint, restituant. Similiter et secundo anno et tertio. Non enim credimus quod statim vendere teneantur omnia alia licite possessa et restituere et postea cum uxoribus et filiis et filiabus mendicare, sicut si deberem tibi centum libras et non haberem unde redderem, quicquid acquirere possem tenerer tibi reddere, retentis mihi tamen vitæ necessariis.

Sed esto quod nihil habeat nisi de quæstu fœnebri. Voluerunt adhuc, etiam in hoc casu quidam magni et sapientes viri simile consilium priori dare, ut reservaret sibi necessaria de ipso fœnore, et de anno in annum, secundum facultatem suam, solveret, ita tamen quod semper suis et sibi necessaria retineret. Sed nos illud consilium dare non audemus quia ex certa scientia vivit ex rapina. Sed tutius consilium damus quod accedat ad eos quos per usuram spoliavit et impetret ab eis relaxationem, ut si rapuerit ab eis centum, absolvant eum spoliati pro viginti, ita tamen quod liberrima et absolutissima voluntate eum absolvant, ita etiam quod si modo paratus esset solvere eis centum, ipsi tamen absolverent pro viginti ne periclitaretur familia impetratoris. Si vero illi spoliati, non libera voluntate sed quasi coacti quodam modo, eum absolvunt quia malunt aliquid habere quam nihil, credo eum non absolutum, et prius debet cum tota familia sua mendicare quam, invitis spoliatis, de rebus eorum vivere.

libéré ; et il doit mendier avec toute sa famille plutôt que
de vivre du bien de ses victimes, contre leur volonté.

*_**

QUESTION
DIFFICILE, OÙ
IL S'AGIT DE
L'ARGENT D'UN
PRINCE OU
D'UN PRÉLAT,
ACQUIS D'UNE
MANIÈRE
ILLICITE, FONDU
EN LINGOTS ET
ENVOYÉ
DANS UNE
FOIRE POUR
ÊTRE
TRANSFORMÉ
EN NOUVELLE
MONNAIE.

QUESTION. — Une question très difficile se pose aussi sur
cette pratique assez fréquente. Par exemple, un marquis, un
prince ou pseudo-prince, recueille une certaine quantité de
menue monnaie provenant d'usuriers et obtenue par le
moyen de tailles et d'exactions. Il fond le tout en une masse
que l'on appelle vulgairement lingot, l'envoie à une foire et
prescrit que l'on en fasse une nouvelle monnaie destinée à
circuler dans la foire, par l'entremise des marchands et des
changeurs. Il en tirera ainsi profit et multipliera la somme.
Vous allez à cette foire et vous savez, de façon certaine, que
toute cette monnaie courante provient de rapine. Vous savez
aussi que, dans les quatre cités d'où le prince l'a extorqué,
on réclame la restitution de cet argent. La question est de
savoir si, dans ce cas, vous ou d'autres pouvez procéder
aux contrats qui se font dans les foires, par l'entremise de
cette monnaie.

J'établis que non. Car partout où une chose passe d'un
propriétaire à un autre, cela se fait par prêt, contrat d'achat
ou de vente, ou par acte de libéralité. Or, aucun de ces
modes de transmission ne peut être invoqué par celui qui
détient cet argent, pour en transférer la propriété de lui à
vous. Car il ne peut vendre. Il ne peut dire : « Je contracte
» avec toi un *mutuum*, au moyen de cette somme, c'est-à-
» dire, ce qui était mien je le fais tien » ; il ne peut, en
effet, dire avec vérité : « Ceci est mien ». Et puisque cet
argent n'est pas à lui, il ne peut vous en transmettre la
propriété par aucun contrat ni par aucun don, alors que le
véritable propriétaire réclame.

***

QUÆSTIO. — Item difficillima oritur quæstio de hoc quod sæpe videmus de facto : ecce aliquis marchatus scilicet princeps aut pseudo qui collegit infimam de fœneratoribus et per tallias et exactiones quam totam redegit in massam quæ vulgo dicitur plata; illam transmittit ad nundinas, præcipit ibi fabricari de illa novam monetam quæ discurrat per nundinas, per manus mercatorum et cambiatorum, ut ipse sic lucretur et multiplicet eam. Tu accedens ad has nundinas scis pro certo hanc cursalem monetam totam esse ex rapina et scis quod spoliati in quatuor civitatibus a quibus princeps violenter abstulit eam, petunt illam sibi restitui. Quæritur ergo in hoc casu utrum liceat tibi vel aliis exercere contractus nundinales mediante hac moneta.

QUÆSTIO DIFFÍCILIS DE PECUNIA ALICUJUS PRINCIPIS VEL PRÆLATI ILLICITE ACQUIS TA ET IN MASSA REDACTA ET MISSA AD NUNDINAS UT INDE NOVA FABRICETUR MONETA.

Probo quod non, quia ubicumque aliquid transit ab uno in dominium alterius, illud fit per mutuum aut per emptionis aut venditionis contractum, aut fit per liberalitatis donum. Sed nullo modorum istorum potest iste qui talem tenet pecuniam transferre ejus dominium in te, quia non potest vendere, dicere : « Ego do tibi mutuum de hac pecunia, id est, de meo facio tuum », non enim vere dicit : « Hoc est meum ». Item cum non sit suum, non potest illud transferre in te in aliquo contractu aut per aliquod donum, cum proprius possessor reclamet.

— S'il en est ainsi, dira-t-on, toutes les transactions
foraines disparaîtront.

— On peut faire la même objection pour un Juif qui ne
possède rien que d'usure. En effet lorsqu'un Juif dit à quelqu'un qui lui fait un emprunt : Je vous consens un *mutuum*,
c'est-à-dire, je rends vôtre ce qui était mien, » il fait lui-
même un mensonge, puisque c'est le bien d'autrui qui fait la
matière. du mutuum, du contrat ou du don. Or, de cela vous
avez la certitude. Donc vous ne devez, sciemment et de
propos délibéré, récevoir aucun mutuum au titre de contrat
ou de don de la part d'un Juif. Pour une raison semblable,
vous ne pouvez vous entremettre pour autrui auprès d'un
Juif, afin qu'il accorde un prêt à cette personne qui, ce faisant, serait complice d'un vol : car ce serait pour elle une
cause de perdition.

SOLUTION. — Nous soutenons (quoi que puissent dire les
pseudo-disciples de Brocard qui, pour flatter les grands,
trouvent à tout cela des excuses), nous soutenons que le
prêtre, au tribunal de la pénitence où il doit juger, non
d'après les lois extérieures ni le droit humain, mais d'après
le droit divin, que le prêtre doit dire : qu'à l'image de la
corruption de la racine qui corrompt tout ce qui en dérive,
la tache de la rapine ou de l'usure subsiste toujours dans
le lingot, jusqu'à ce qu'il rentre en la possession de son
maître. C'est pourquoi nous disons : si vous savez, étant
conscient et capable de réflexion, que ledit lingot provient de
rapine, vous n'exercerez pas de commerce où il intervienne,
vous n'en recevrez aucune parcelle, ni par contrat, ni par
don, ni sous forme de prêt. Ce ne sera pas pour cela la
mort des transactions foraines ; car les simples qui ignorent
cela, et qui apportent la diligence requise, font licitement

— Si hoc est, ergo cessabunt omnes contractus nundinales.

, — Similis objectio potest esse de Judæo qui nihil habet nisi de usura. Cum enim Judæus dicit alicui mutuanti ab eo ; « Ego do tibi mutuum, id est, de meo facio tuum, » ipse mentitur quia alienum est quod ipse dat in mutuum vel in contractum vel in donum ; et tu scis hoc pro certo ; ergo sciens et prudens non debes aliquid mutuum vel in contractum vel in donum recipere a Judæo. Pari ratione non potes intercedere pro aliquo apud Judæum ut ipse concedat alicui mutuum qui hoc faciendo curreret cum fure quia fieret causa subversionis ejus.

Solutio. — Dicimus (quicquid dicant pseudo-Brochardici qui palpando magnates, omnia hæc excusant), quod sacerdos in foro pœnitentiali ubi non debet judicare secundum forensia aut jus humanum sed secundum jus divinum, dicere debet quod sicut corruptione radicis est corruptum quod unde derivatur quia semper cum massa remanet macula rapinæ vel usuræ donec veniat ad dominium domini. Et ideo dicimus quod si tu sciens et prudens scis prædictam massam esse de rapina non exercebis in ea commercia, nec recipies per contractum, vel per donum, vel per mutuum aliquam partem ejus ; et propter hoc non pereunt nundiales contractus, quia simplices nescientes hoc, adhibentes diligentiam debitam licite exercent contractus tales. Sed illi qui sciunt vitium, vel ignorare contendunt, non excusantur.

des transactions de ce genre. Mais ceux qui connaissent la tare ou prétendent l'ignorer, ne sont pas excusables.

De plus, nous estimons que, dans ce cas et dans le sui-vant, il y a lieu de faire les distinctions que voici : dans les contrats et les échanges de cette sorte, ou bien il s'agit d'une affaire de bourse et de cupidité, ou bien on a en vue le Christ et son Église, ou bien on est en face d'une extrême nécessité. Dans la première hypothèse, il n'est pas permis de passer ces contrats, ni de recevoir d'un Juif de l'argent à intérêt. Dans le second cas, cela est permis, par exemple en faveur des pauvres, comme le fit Paule, et aussi en faveur de l'Église, et enfin pour satisfaire à une extrême nécessité. On en dira autant du voleur qui, dans un bois, a dérobé un manteau. L'homme dépouillé est là qui meurt de froid ? vous n'avez pas le droit de recevoir ce manteau des mains du voleur, au détriment et au risque de mort du propriétaire véritable. Mais si je suis là mourant de froid et que la per-sonne dépouillée soit dans l'abondance, en même temps qu'im-puissante à obtenir restitution de la part du voleur, alors et en raison du besoin urgent, je puis recevoir ce manteau des mains du voleur.

***

QUESTION. — On demande si tout prêteur à intérêt est tenu à restitution.

Il semble que non, car on peut être simoniaque par la seule espérance, ainsi que nous l'avons montré précédemment, attendu que « la simonie consiste dans la volonté soutenue, » etc... » Pour la même raison, l'espérance seule suffit à faire d'un homme un prêteur à intérêt. Par exemple, un tel a consenti un prêt uniquement en vue d'obtenir quelque chose en sus du capital, et il n'a rien reçu que le capital.

Præterea in hoc casu et in sequenti credimus esse distinguendum sic : aut in contractibus talibus aut mutuationibus
agitur negotium bursæ et avaritiæ, aut negotium Christi et
Ecclesiæ, aut necessitates extremæ. In primo casu, non licitum est facere contractus tales vel accipere a Judæo pecuniam ad usuram. In secundo casu, licitum est, videlicet pro
pauperibus, sicut fecit Paula, et pro Ecclesia et pro extrema
necessitate. Et est simile de raptore in nemore qui rapuit
capam. Spoliatus præsens est qui moritur frigore. Non debes
capam illam a raptore recipere in damnum et mortem veri
possessoris. Sed si ego ibi morior frigore et abundet spoliatus qui nullomodo potest eam obtinere a spoliatore, tunc
possum eam accipere a spoliatore propter urgentem necessi-
tatem.

***

QUÆSTIO. — Item quæritur utrum omnis fœnerator teneatur ad restitutionem.

Videtur quod non, quia aliquis est simoniacus ex sola spe
ut præostendimus (1) quia « simonia est studiosa voluntas,
etc. » Pari ratione ex sola spe aliquis est fœnerator, puta : iste
dedit mutuum tantum propter hoc ut aliquid supra sortem
reciperet et nihil recepit supra sortem ; constans est quod
iste est fœnerator sicut habetur in evangelio Lucæ, cap. VI :
« Date mutuum nihil inde sperantes, » et ibi : « Cum feceris-

UTRUM OMNES
FŒNERATORES
IN OMNI CASU
TENEANTUR
AD OMNIUM
RESTITUTIONEM.

(1) In Tractatu *De simonia*.

Il est certain que celui-là est un prêteur à intérêt, selon ce qui se trouve dans l'évangile de Luc (ch. vi) : « Prêtez sans » rien espérer en retour, » et dans cet évangile aussi : « Lorsque tu donneras un repas n'y invite pas les riches » pour qu'ils t'invitent à leur tour, » c'est-à-dire : ne fonde aucune espérance sur ton repas. La même chose ressort de ce passage du Psaume : « Heureux l'homme miséricordieux » et obligeant ! »

SOLUTION. — Il y a deux espérances : l'une légitime, l'autre défendue. Elle est légitime quand le prêteur ou celui qui rend un autre service espère qu'il lui sera pareillement accordé un avantage. Si, par exemple, je vous prête cent livres, je puis espérer avoir le droit d'obtenir un semblable service. Ce n'est pas là de l'usure, mais un marché. Mais si j'espère que, pour les cent livres que je vous ai accordées en prêt, vous m'en donnerez un jour deux ou trois cents en prêt, ou toute autre chose qui ne me serait pas due, une telle espérance constituerait une usure.

Nous admettons sans doute que souvent un homme doit être regardé comme usurier, simplement en raison de ses espérances, comme lorsqu'il s'attend à recevoir plus qu'il ne lui est dû et au-delà de son capital. Mais, dans un cas semblable, il n'est pas tenu à restitution, puisqu'il n'a rien reçu en sus de son capital. De même, le simoniaque qui a eu l'intention d'acheter une prébende et qui ne l'a pas achetée n'est tenu à rien restituer.

DES VENDEURS ET DES ACHETEURS A TERME.

OBJECTION. — La même conséquence se tire pour les vendeurs et les acheteurs à terme. Exemple : quelqu'un achète cent mesures de froment livrables à la moisson et quand elles vaudront quarante livres. En considération du délai, il

cœnam noli invitare · divites qui te reinvitent (1), » quasi · noli sperare aliquid ex cœna tua. Idem ostenditur super locum illum Psalmi : « Jucundus homo qui miseretur et commodat (2) ».

SOLUTIO. — Duplex est spes : una debita et alia indebita. Debita est quando · dans mutuum vel aliud beneficium sperat sibi similiter beneficium debere impartiri, ut si do tibi centum possum sperare similiter beneficium debere obtinere, et hoc non est usura sed mercimonia. Si vero sperem pro mutuatis centum quæ concessi tibi te daturum mihi ducenta vel trecenta in mutuum vel aliquid mihi indebitum, talis spes faceret usuram.

Concedimus utique quod sæpe usurarius est aliquis judicandus ex sola spe, scilicet, cum sperat ultra debitum se accepturum præter sortem ; sed in tali articulo non tenetur ad restitutionem quia nihil supra sortem recepit; sicut simoniacus qui intendit emere præbendam et non emit non tenetur aliquid restituere.

OBJECTIO. — Idem sequitur de illis : qui vendunt ad terminum et qui emunt ad terminum, puta : aliquis emit centum modios frumenti recepturus eos in messe et cum æquivalebunt XL libras. Hic propter exspectationem temporis recipit

DE VENDENTIBUS ET EMENTIBUS AD TERMINUM.

(1) Luc, c XIV, v. 12.
(2) Psalm., CXI, v. 5.

reçoit quelque chose en sus du capital, certain de rentrer
dans ce capital : il tombe donc dans la faute d'usure. —.
Mais s'il en est ainsi, les cellériers et les pourvoyeurs des
maisons religieuses qui passent souvent de semblables mar-
chés dans les foires, sont atteints de la lèpre de l'usure. Et
il en est de même des marchands qui, en raison du délai
(de paiement), vendent leurs étoffes plus cher que si l'argent
leur était compté immédiatement. Mais à peine trouverait-on
aujourd'hui un marchand qui ne vende dans ces conditions
et qui ne fasse payer vingt-cinq sous une aune d'étoffe en
valant au plus dix. On agit de même pour la laine, pour le
lin, le fer, les cuirs, les peaux et pour toutes les autres
marchandises. Tous les marchands sont donc confondus dans
une même faute.

Comment donc une église, un prélat ou un prince peuvent-ils recevoir de telles gens, tombant notoirement sous
cette accusation ? Et on les voit admis dans l'intimité des
princes, des prélats, des chevaliers ! Et des usuriers néophytes,
c'est-à-dire récemment entrés avec leurs gains usuraires, dans
les maisons religieuses, sont élevés — contrairement aux
prescriptions de l'Apôtre, — à des fonctions où ils sont à
même de rassembler des corbeaux — je veux dire d'autres
usuriers pareils à eux — et de pratiquer de semblables contrats d'usure.

La question est la même pour les acheteurs qui paient
comptant dix livres pour vingt mesures de froment et qui
prendront livraison de ces mesures à la moisson, quand
elles vaudront deux fois plus. En effet il y a ainsi, en raison du délai d'attente, quelque chose qui vient s'ajouter au
capital : il y a donc usure.

Solution. — Cela considéré, nous croyons que, dans tous
ces cas, il y a lieu de distinguer comme suit. Si le vendeur

aliquid supra sortem, certus de capitali ; ergo labem incurrit usuræ. — Si hoc est, ergo cellerarii et mercatores domorum religiosarum qui tales palmatas sæpe faciunt in nundinis lepra usuræ percelluntur, et mercatores similiter qui pannos pro exspectatione temporis carius vendunt quam si in præsenti numeraretur pecunia. Sed vix hodie invenitur mercator qui sic non vendat, qui alnam panni non valentem nisi decem solidos ad summum non vendat pro xxv. Sic faciunt de lana, lino, ferro, de coriis, de pellibus et de omnibus aliis mercimoniis, quos omnes una et eadem culpa confundit.

Quomodo ergo recipit tales ecclesia, vel prælatus vel princeps cum sint notorii in tali crimine ? Et sunt cubicularii principum, prælatorum et militum ! Et fœneratores neophyti, id est noviter conversi cum fœnore suo ad domos religiosas, promoventur contra Apostolum ad talia officia ut conquirant corvos id est alios fœneratores similes sibi et similes contractus usuræ exerceant.

Similis est quæstio de emptoribus qui dant ad præsens decem libras pro viginti modiis frumenti et recipient illos in messe quando duplo plus valebunt ; hic enim pro exspectatione temporis accrescit aliquid sorti, ergo est usura.

Solutio. — Ideo in omnibus his credimus ita esse distinguendum. Si vendens vel emens ita statuit, in talibus

ou l'acheteur a stipulé, dans ces contrats, que le capital serait sauf, quoi qu'il arrive, et si, en raison du délai, il attend quelque avantage en surplus, évidemment il est usurier, que ce surplus lui arrive ou non.

Mais s'il commet son capital aux risques du sort, dans l'espoir de le retrouver accru, il n'y a pas là d'usure ; car le risque est couru par les deux parties, pourvu toutefois que le contrat soit passé selon le cours habituel fixé par l'offre et la demande.

Il résulte clairement de ce qui vient d'être dit, que quand quelqu'un consent un prêt ou stipule un prix, dans un contrat de vente ou d'achat, avec l'espérance de recevoir quelque chose en sus du capital, il y a usure.

***

QUESTION. — Mais que dira-t-on de celui qui prête à quelqu'un cent écus, pour un temps fixé à l'expiration duquel il recevra deux cents écus ? L'emprunteur a, par des négociations faites dans l'intervalle, réalisé deux cents écus de profit, au moyen de ces cent écus. Le prêteur devra-t-il restituer quelque chose de ce que, à l'échéance, il reçoit en sus du capital ?

Il semble qu'il ne doive rien restituer. Car celui qui a reçu de lui le prêt a gagné, à l'aide de ce prêt, cent écus : il n'a donc rien perdu, il ne peut donc rien exiger du prêteur. Par conséquent celui-ci n'est tenu à aucune restitution.

Même question si je vous prête, jusqu'à la fête de Saint-Remi, vingt écus pour quarante et que, incontinent vous achetiez vingt écus, un cheval qu'aussitôt après vous vendez soixante écus.

SOLUTION. — En tous ces cas, nous disons qu'il y a usure dans l'intention du prêteur, lequel, s'il a reçu, au terme fixé,

contractibus ut salvum sit capitale, quicquid accidat et ipse pro exspectatione temporis, aliquid commodi sibi exspectat desuper eventurum, constans est quod ipse usurarius est, sive aliquid sic ei eveniat sive non.

Si autem capitale committat fortuito periculo sperans se aliquid recepturum super illud, non intervenit usura, eo quod ex utraque parte versatur periculum, dummodo contractus fiat secundum solitum cursum venditionis vel emptionis.

Ex praedictis patet quod sive quis det mutuum sive pretium in contractum emptionis vel venditionis, cum spe recipiendi aliquid supra sortem, usura est.

*
* *

QUÆSTIO. — Sed quid dicetur de eo qui cum dat alicui centum in mutuum ad aliquem terminum pro CC recipiendis in termino illo, et accipiens lucratur negotiando infra terminum, ex illo CC? an restituet aliquid fœnerator talis de eo quod recipit in termino supra sortem?

QUID DICENDUM DE ILLO QUI DAT C PRO CC AD ALIQUEM TERMINUM ALICUI QUI NEGOTIANDO INTERIM LUCRATUR INDE?

Videtur quod non debet aliquid restituere, nam ille qui accepit ab eo mutuum, centum lucratus est de illo mutuo : ergo nihil deperit ei, ergo non debet aliquid exigere a fœneratore. Ergo non tenetur aliquid restituere.

Similis est quæstio si do tibi usque ad festum sancti Remigii XX pro XL et tu incontinens emis equum pro XX quem statim vendis pro LX.

SOLUTIO. — In his omnibus dicimus esse usuram ex intentione dantis mutuum qui si accipiat, in termino statuto,

les cent écus en sus du capital, est tenu de les restituer à celui à qui il les a enlevés par usure. De son côté, l'emprunteur, s'il a injustement gagné cent autres écus, est tenu de les restituer à ceux sur qui il les a injustement gagnés.

DE CELUI QUI VEND UNE RÉCOLTE AU PRIX LE PLUS ÉLEVÉ QUI SERA PRATIQUÉ D'ICI A LA FÊTE DE SAINT-REMI. ET DE CEUX QUI REÇOIVENT EN GAGE DES TERRES, DES CHAMPS, DES VIGNES, DES MOULINS OU DES FERMES AINSI QUE DE CEUX QUI LEUR PRÊTENT LEUR CONCOURS OU LEUR AIDE.

De la même façon, nous disons qu'il y a usure lorsqu'on vend une récolte à quelqu'un dans les conditions suivantes : « Je vous livre cette récolte au prix de vente le plus élevé » qui se produira d'ici à la fête de Saint-Remi. » Quand même, en effet, le prix ne surpasserait pas le cours actuel, il y a ici usure dans l'intention.

Nous en disons autant de ces riches qui sont plus pernicieux encore comme prêteurs que les bourgeois ou les Juifs. Nous voulons parler de ceux qui reçoivent en gage des terres, des champs et des vignes, des moulins et des fermes. Habituellement voici comment se font ces sortes de contrats : Je vous abandonne cette ferme, ce champ, cette vigne en possession pour dix ou vingt ans, et vous me consentirez un prêt de cent ou de mille livres. Ce délai écoulé, vous rentrerez dans votre capital. Dans l'intervalle vous toucherez toutes les redevances et tous les produits de la ferme, des vignes ou des champs. Il est constant que c'est ici un cas d'usure mortelle. En conséquence, si l'un de ces riches, ayant détenu de pareils gages et opéré la perception des fruits, s'approche du tribunal de la pénitence, le prêtre doit lui enjoindre de restituer toutes les redevances qu'il a perçues, hormis les dépenses et frais légitimes faits pour les fermiers et pour les métayers qui ont cultivé ces champs et ces vignes. Autrement il ne peut être en état de salut.

Même solution encore pour tous ceux qui coopèrent avec les prêteurs et leur viennent en aide ou les entretiennent dans la cité. Car, de même qu'un prince, quand il entretient des sicaires dans une forêt, est tenu à restituer tout ce

supra sortem centum illa, tenetur restituere illi a quo abs.
tulit illa per usuram ; et accipiens mutuum, si injuste
lucratus est alia centum tenetur restituere eis a quibus ea
lucratus est injuste.

Similiter dicimus usuram esse si aliquis sic vendat alicui
annonam : « Ego do tibi hanc annonam pro pretio carioris
venditionis quæ erit usque ad festum sancti Remigii » ; licet
enim non venderetur carius quam modo, in intentione est
usurarius.

Et eodem modo dicimus de divitibus qui perniciosiores
sunt fœneratores quam burgenses vel Judæi, scilicet de illis
qui recipiunt in vadimonia, terras, agros et vincas, molendina et
villas. Usualiter enim tales faciunt contractus : do tibi hanc
villam, vel agrum vel vineam usque ad decem annos vel
viginti possidendam, et dabis mihi centum libras vel mille
in mutuum, ut finito tanto tempore capitale recipias, et interim recipies omnes obventiones et fructus villæ aut vinearum
aut agrorum. Constans est quod hic est mortalis usura ; quare
si aliquis talis dives detinuerit tales vades et fructus per-
ceperit et accedat ad forum pœnitentiale, sacerdos debet ei
injungere ut restituat omnes obventiones quas recepit præter
legitimas expensas et sumptus quos impendit colonis et par-
tiariis qui coluerunt agros et vineas illas. Aliter salvari non
potest.

Eodem modo dicimus de omnibus illis qui cooperantur
et coadjuvant fœneratores et nutriunt eos in urbe. Quia sicut
princeps qui nutrit sicarios in nemore, tenetur ad restitutionem omnium eorum quæ rapiunt : ita tenetur princeps ad-

que ceux-ci volent, de même le prince est tenu de restituer tout ce que prennent les usuriers qu'il entretient dans la ville.

*
* *

QUESTION. — Les marchands d'au-delà des monts passent souvent aussi, réellement, avec des abbés, des évêques, des gens qui ont entrée à la cour de Rome, des contrats de ce genre : « Je vous achète mille livres d'argent m'obligeant à livrer quarante sous par livre, la livre valant soixante sous, Vous me remettrez cette somme à telle foire. » Peu après, on induit le seigneur pape à sceller ce contrat. En a-t-il le droit ?

Ils font souvent encore cette convention : « Je vous accorde cent livres jusqu'à telle foire, et si alors vous ne me rendez pas ces cent livres, vous paierez, à titre de punition, deux cents livres. » Le pape confirme pareillement ce contrat, à ce qu'ils disent : sera-ce là de l'usure ?

SOLUTION. — Nous ne croyons pas que, sciemment et de propos délibéré, le seigneur pape scellerait des contrats de ce genre. Mais ayant fait, à l'insu du seigneur pape, des contrats illicites, ces gens lui suggèrent ensuite que de tels contrats sont licites. Ils obtiennent ainsi son sceau, par leur dissimulation. Et pourtant dans ce contrat il y a manifestement usure, sous les espèces de cette punition qu'ils appellent sophistiquement punition alors qu'elle est le plus souvent usure.

Cette stipulation peut, selon nous, s'expliquer de deux manières. Tantôt elle peut exister à titre de rappel à l'ordre et de stimulant, et si elle est faite dans ce but il n'y a pas usure. Exemple : le prêteur sait l'emprunteur négligent quand il s'agit de s'acquitter, et c'est pour cela qu'il stipule cette

restitùtionèm omnium quæ auferunt fœneratores in urbe quos
nùtrit. · · · :   · ·   · · · ·   · · · ·

* *
*

Quæstio. — Item transmontani mercatores de facto sæpe
contrahunt cum abbatibus, episcopis, accedentibus ad curiam
romanam, sic : « Ego emo a te mille libras argenti, ut
dem pro libra XL solida, quæ valet LX et restitues mihi
summam illam in nundinis illis. » Post modum inducunt
dominum papam ut sigillet talem contractum, An licet ei ?

DE
CONTRACTIBUS
FŒNERATORUM
QUI DICUNT ,
SE SUPER HIS
CONFIRMARI
A DOMINO
PAPA.

Item sæpe talem contractum faciunt : « Concedo tibi centum usque ad nundinas illas et nisi tunc restituas mihi illa
centum, solves in pœnam CC. » Item talem contractum confir-
mat dominus papa, ut dicunt. An est hic usura ?

Solutio. — Non credimus quod sciens et prudens sigil-
laret dominus papa hujus modi contractus. Cum enim faciunt
illicitos contractus sine conscientia domini papæ, postmodum
suggerunt ei licitos esse tales contractus, et sic, suppressa
falsitate, impetrant sigillum ejus ; cum tamen in tali contractu manifestum sit fœnus de pœna illa quam sophistice
vocant pœnam cum sæpius est usura.

Dicimus quod dupliciter potest statui : uno modo ut fiat
causa correctionis et excitationis, et si fieret hoc fine, non
esset usura, puta : ipse credit alium esse negligentem ad
solvendum et ideo statuit talem pœnam quam non intendit
ad usum suum retinere sed in pauperes effundere. Si vero

amende, non en vue de la retenir à son profit, mais pour
la distribuer aux pauvres. Si, au contraire, il a pour objet
de la garder en surplus du capital, et s'il a obéi à ce motif
cupide en stipulant l'amende, il est un usurier.

***

SI QUELQU'UN
QUI N'A PAS
VOULU SE FAIRE
PRÊTEUR A
INTÉRÊT PEUT
ENCOURIR
LA PEINE ET LA
FAUTE DU
PRÊTEUR, ET
S'IL EST TENU A
RESTITUTION.
CE QUE
L'ON PROUVE
DE PLUSIEURS
MANIÈRES.

QUESTION. — On demande si quelqu'un qui n'a pas voulu se
faire prêteur à intérêt, peut encourir la peine des prêteurs. Nous
le prouvons par un cas qui s'est produit récemment. Un clerc,
ne voulant pas, de sa propre main, placer une somme d'argent à intérêts, la remit à une prêteuse, en stipulant que,
sur l'intérêt de cette somme qu'elle placerait à usure, elle
aurait droit à un tiers et lui à deux tiers. Aussitôt l'argent
reçu des mains du clerc, la prêteuse le place à usure et
reçoit des gages des emprunteurs. Le clerc bientôt se repent.
La prêteuse n'en persiste pas moins dans l'usure malgré lui.
Car les gages qu'elle a reçus, elle les remet à une autre
personne qui lui prête une somme égale, toujours aux mêmes
conditions, c'est-à-dire que sur ses profits usuraires notre
prêteuse gardera le tiers et rendra les deux tiers (au nouveau bailleur de fonds). Puis se libérant vis-à-vis du clerc
avec la somme reçue du second prêteur, elle poursuit son
opération usuraire qui a pour point de départ le premier
prêt consenti par le clerc.

On demande maintenant si le clerc est tenu de restituer
tout ce que l'usurière a acquis en prêtant de la sorte. Il
semble que oui, car celui qui a fourni l'occasion d'un dommage paraît bien être l'auteur du dommage lui-même. En
outre, elle n'aurait jamais fait tout cela si le clerc ne lui en
avait fourni la matière, étant tellement pauvre qu'elle n'avait
rien en dehors de la somme primitivement reçue du clerc.
C'est grâce à cette somme qu'elle a pu recevoir les gages
des tiers et les échanger, à leur tour, contre une somme égale

intendit illam obtinere ultra sortem et hac ductus cupiditate
statuit pœnam, est usurarius.

* *
* *

QUÆSTIO. — Item quæritur. utrum aliquis non intendens
esse fœnerator subeat pœnam fœneratoris, quod probatur per
casum qui accidit nuper. Quidam clericus nolens propria
manu dare pecuniam ad usuram, concessit illam cuidam
fœneratrici, tali interposito pacto quod ipsa tradens illam ad
usuram, de fœnore haberet tertiam partem et ipse duas ter-
tias. Ipsa vero statim accepta summa pecuniæ a clerico,
dedit illam ad usuram, receptis vadimoniis ab aliis. Clericus
statim pœnitet. Ipsa nihilominus fœneratrix, illo invito; nam
illos vades quos recepit dat alio accommodanti ei totam summam pecuniæ sub eodem pacto, scilicet ut ex lucro fœnebri
quod faciet, retinebit sibi tertiam partem et det duas partes.
Sed absolvens se a clerico per illam pecuniam a secundo
receptam, protendit fœnus occasione primi accommodati a
clerico.

UTRUM
ALIQUIS NON
INTENDENS
FŒNERARI
SUBEAT INVITUS
PŒNAM
ET CULPAM
FŒNERATORIS
ET UTRUM
TENEATUR AD
RESTITUTIONEM,
QUOD
MULTIPLICITER
PROBATUR.

Hic quæritur utrum clericus teneatur restituere quicquid
ipsa fœnerando sic acquisivit ; quod videtur quia qui occasionem damni dat, damnum dedisse videtur. Præterea ipsa
nunquam hoc fecisset nisi clericus dedisset ei materiam, quia
ipsa erat ita paupercula quod nunquam aliquid habuit nisi
illam summam pecuniæ prius acceptam a clerico, qua
mediante recepit vadimonia ab aliis per quæ iterum mutavit
tantam summam pecuniæ ad reddendum clerico pœnitenti,
interim fœnore nihilominus excrescente apud illos a quibus

de façon à rembourser le clerc repentant. Pendant ce temps,
les intérêts n'en allaient pas moins grossissant à la charge
de ceux dont elle avait reçu des gages. De toute cette usure
la cause première est donc ce clerc. Il ne peut donc être
absous du péché qu'autant qu'il restitue ce qui a été volé.
C'est dire qu'il est tenu à restitution.

On le prouve d'ailleurs par analogie. Supposons que vous
avez fourni du feu à un incendiaire qui autrement n'aurait
pu s'en procurer. Pris aussitôt de repentir vous voulez le
rappeler et vous ne le pouvez pas. Il incendie la ville. A
coup sûr, vous êtes responsable de tout cet incendie ; car il
n'aurait pas pu l'allumer si vous ne lui en aviez fourni la
matière.

Posons encore un cas semblable. Vous, prince, vous avez
porté un décret prescrivant rigoureusement à tels hommes
de passer la mer et d'aller là-bas mettre à mort certaines
personnes, comme un roi le commanda à des Anglais contre
le bienheureux Thomas. Supposons que le prince veuille,
aussitôt après, révoquer l'ordre qu'il a donné dans un mouvement de colère. Ces hommes cependant ne savent rien de
cela et ne peuvent recevoir avis du retrait de l'ordre. Car
la mer, les vents contraires font obstacle à ceux qui veulent
les rappeler de la part du prince. Nos hommes accomplissent
donc ce qui leur avait été ordonné. Le prince ne doit-il pas
être regardé comme coupable d'un si grand crime ? Avec non
moins de raison, le susdit clerc sera responsable de la susdite
usure exercée par notre prêteuse.

SOLUTION. — Comme nous avons déclaré coupable d'homi-
cide celui qui a fourni le glaive ou le poison destinés à
tuer, encore qu'il n'ait pas tué de ses propres mains ; comme
celui qui a procuré le feu à l'incendie est un incendiaire,
encore qu'il n'ait pas mis le feu lui-même, et par là tenu à

recepit vadimonia. Ergo totius talis fœnoris prima causa
exstitit clericus ille. Ergo cum non dimittatur peccatum nisi
restituatur ablatum, ad restitutionem illius tenetur.

Quod aliter probatur per simile. Esto quod dederis ignem
incendiario alias non habituro ignem et tu statim ductus
pœnitentia velis revocare illum et non possis, et ille incendit
urbem. Certe tu totius incendii ipsius reus es quia ipse non
incendisset nisi tu materiam ei præstistisses.

Itidem est. Ponamus : tu princeps emisisti edictum dis-
tricte præcipiens istis ut transfretantes interficiant aliquos
ultra mare, sicut rex Anglis jussit de beato Thoma, et princeps statim velit revocare præceptum quod in furore iræ
indixit. Illi tamen hoc nescientes propter ventum factum
contrarium illis qui volebant revocare, id est ex parte principis, peragunt quod illis præceptum est. Nonne princeps
reus judicatur tanti sceleris ? Pari ratione prædictus clericus
reus erit prædictæ usuræ quam exercet illa fœneratrix.

Solutio. — Sicut dicimus de eo qui dedit gladium vel
venenum ad occidendum reus est homicidii licet non occiderit
manualiter ; et qui dedit ignem ad incendendum : incendiarius
est licet non incenderit et tenetur ad restitutionem in soli-
dum si alii non solvant; ita scolaris prædictus qui occasio-

restitution intégrale si les autres n'acquittent pas leur dette ;
ainsi l'étudiant dont nous avons parlé et qui a fourni à la
sous-prêteuse le moyen d'exercer l'usure, est obligé de restituer tout ce que celle-ci a volé par usure, à moins qu'elle
n'en opère la restitution.

Nous en disons autant de ceux qui prêtent leur concours
aux usuriers, notamment de leurs serviteurs et de leurs scribes
qui les aident à se remémorer les intérêts à percevoir. Si l'usurier
n'a rien restitu ils sont eux-mêmes tenus à restitution intégrale.

***

DES
MARCHANDS
MALADES QUI
RÉSERVENT
LEUR CAPITAL
ET QUI
REÇOIVENT, EN
OUTRE, DES
SOUS-
TRAFIQUANTS,
UNE PART DES
PROFITS.

QUESTION. — Une question se pose également au sujet
des marchands malades qui remettent à des usuriers de
moindre importance une somme d'argent destinée au négoce,
avec convention de rentrer ensuite dans leur capital et de
partager le profit avec eux.

Il résulte de ce qui a été dit déjà que ce sont des usuriers. En effet s'ils concèdent telle somme, c'est avec l'intention d'en tirer augmentation du capital, à raison du délai.
En cela donc ils sont des usuriers. Nous l'accordons. Telle
fut l'histoire de Guillaume Cade qui devint extrêmement
riche en prêtant ainsi son argent à une foule d'usuriers.
Ceux-ci parcouraient tous les pays du monde. Il partageait
avec eux les bénéfices, mais il se réservait toujours intégra-
lement le capital.

Mais supposons qu'un de ces marchands malades coure
les risques du négoce comme ceux qui l'exercent et à qui il
a confié son argent, sans toutefois prendre lui-même la peine
d'acheter et de vendre. Cet homme ne travaille pas, et pourtant il reçoit bien plus que son capital ; en considération
non de son travail mais de l'attente d'un terme. Mais puisqu'il ne travaille pas, il ne doit pas non plus manger. Il

nem dedit fœnoris quod exercuit svbfœneratrix, tenetur ad
restitutionem omnium eorum quæ ipsa sic fœnerando rapuit
si ipsa nihil restituat.

Eodem modo dicimus de cooperatoribus fœneratorum sicut
de servis et scriptoribus illorum, reducendo ad memoriam
fœnora sua, quod si fœnerator nihil restituit, tenentur ipsi ad
restitutionem omnium.

*
* *

Quæstio. — Item, quæstio est de valetudinariis mercatoribus qui concedunt minoribus fœneratoribus summam pecuniæ
ad mercimonias exercendas, tandem recepturi capitale suum
et desuper partem lucri cum illis communicantes.

DE
VALETUDINARIIS
MERCATORIBUS
HABENTIBUS
SUUM CAPITALE
SALVUM ET
RECIPIENTIBUS
A
MERCATORIBUS
SUBDITIS
SUPRA PARTEM
LUCRI.

Probatur ex dictis quod ipsi sunt fœneratores quia hac
intentione concedunt talem pecuniam ut aliquid accrescat sorti
ratione temporis. Igitur in hoc sunt fœneratores. Quod concedimus, sicut de facto accidit de Willelmo Cade qui sic factus
est ditissimus locando pecuniam suam innumeris fœneratoribus
decurrentibus per omnia mundi climata, cum quibus ipse
communicavit in lucro, reservato semper sibi salvo capitali.

Sed esto quod talis valetudinarius mercator periculum
subeat in mercimonia sicut ipsi qui eam exercent, quibus
ipse pecuniam commisit sed non laborat in emenda vel ven-
denda merce. Hic non laborat et tamen supra sortem accipit
multa non intuitu laboris sed pro exspectatione temporis;
ergo cum non laborat, nec manducet; ergo tenetur ad restitutionem, nam supra sortem suam recipit laborem aliorum

'est donc tenu à restitution. Car, en sus de son capital, il
reçoit le travail d'autrui et une part du fruit de ce travail.
Et puisqu'ainsi quelque chose vient s'ajouter à son capital, il
y a usure.

SOLUTION. — Tout marchand qui s'entend avec un autre
en vue du négoce doit, s'il veut participer aux bénéfices, se
montrer prêt à participer aux risques et aux dépenses qui
se font dans toutes les affaires d'achat et de vente. Mais,
qu'il travaille de sa propre personne ou par ses employés,
à justifier sa participation aux produits du travail : il ne
peut qu'à cette condition recevoir honnêtement le produit
des peines et des dépenses d'autrui.

*
* *

Y A-T-IL
USURE
A PRÊTER AU
FAMILIER D'UN
PRINCE POUR
QU'IL
M'AFFRANCHISSE
DE LA TAILLE,
A UN AVOCAT
POUR QU'IL
ME DÉFENDE
DANS UN
PROCÈS, A UN
RICHE POUR
QU'IL ME
PRÊTE
SA MAISON ?

Un tel est le familier du prince. Je lui consens un prêt
pour qu'il m'affranchisse d'une taille de dix livres que m'a
imposée le prince, et c'est dans cette intention que je lui
prête. N'y a-t-il pas ici un accroissement du capital ? Il y a
donc usure pour dix livres.

Si je fais un prêt à un avocat pour qu'il me défende
dans un procès, alors que j'aurais payé à un autre avocat
dix livres, je tombe dans l'usure.

Mais il semble qu'ici il n'y ait pas trace d'usure,
puisque nous sommes tenus à payer ces gens de retour. En
intercédant pour moi auprès du prince exacteur, le premier
ne me donne rien, mais me rend ce qui m'appartient. Car
ainsi que le dit Grégoire : « La familiarité du prince est un
» talent que le familier est tenu de multiplier à mon avan-
» tage lorsqu'il voit que j'en ai besoin. »

De même la science, don du Seigneur, est un talent que
l'avocat est obligé de dépenser pour moi quand j'en ai besoin.

et partem fructus laboris. Igitur cum sic aliquid accrescat sorti usura est.

SOLÚTIO. — Quilibet mercator cum alio ponens symbolum ad mercandum si vult esse particeps lucri, oportet ut ipse se exhibeat participem periculi et expensarum quæ impendentur in omnibus emendis vel vendendis ; verum in sua persona vel per vicarios laboret ad hoc quod juste participet fructibus laboris, alias non potest sane recipere fructus provenientes ex laboribus et expensis aliorum.

* *

Item, ecce aliquis familiaris est principis. Ego do ei mutuum ut liberet me a tallia decem librarum quam mihi imposuit princeps, et hac intentione dedi ei mutuum. Nonne hic excrescit aliquid sorti ? Ergo hic est usura ex decem.

Si do mutuum advocato ut stet pro me in causa ubi darem alio advocato decem libras, usuram incurro.

Sed videtur quod ibi nulla est usura quia nos tenemur eis ad antidora, et intercedendo pro me ad principem exactorem nihil mihi dat, sed quod meum est reddit quia ut dicit Gregorius : « Familiaritas principis talentum est quod ipse tenetur multiplicare in me cum videat me indigere. »

Scientia similiter a Domino data talentum est quod mihi indigenti tenetur impendere advocatus.

(marginal note:) UTRUM USURA SIT DARE MUTUUM FAMILIARI PRINCIPIS UT LIBERET ME A TALLIA, ET ADVOCATO UT PRO ME STET IN CAUSA, ET DIVITI UT MIHI DOMUM ACCOMMODET.

Donc en recevant ce service, je ne pèche en rien, car cela m'est dû en dehors de mon capital.

Quelqu'un me concède-t-il, de même, une maison dont il ne fait rien et dont j'ai besoin, maison qu'il ne veut aucunement louer parce qu'il est noble? il s'acquitte d'un devoir en me la cédant contre un prêt, tandis qu'en la recevant comme un surcroît je ne pèche pas moi-même.

SOLUTION. — Pour résoudre ces questions et d'autres semblables, nous disons que trois fins peuvent y être envisagées. En effet, lorsque l'on fait un prêt, on peut le consentir soit dans un but de cupidité, soit dans un but de charité, soit en vue d'une rémunération de semblable valeur. Toutes les fois que c'est dans un but de charité, l'action est méritoire pour la vie éternelle. Toutes les fois que c'est en vue d'une rémunération, il y a commerce.

Familier d'un roi, j'intercède et je vais le trouver en votre faveur pour qu'il ne s'empare pas de vos biens? je vous donne ce qui vous revient de droit, et si vous me consentez un prêt pour m'exciter à vous donner ce que je dois, il n'y pas usure. Mais si j'intercède pour vous auprès du roi à qui vous devez, en droit, payer dix livres, et si je fais tant auprès de lui soit par présents, soit autrement, qu'il vous dégage de votre obligation, et que uniquement à cette fin, vous me consentiez un prêt, vous tombez dans l'usure.

Même solution pour la maison.

De même, si je vous vois dans le besoin et que je sois avocat ou médecin, je dois vous venir en aide, en vous assistant comme avocat, ou en vous soignant comme médecin. Et si à cette fin, vous me faites un prêt pour m'exciter à faire ce que je dois, il n'y a pas usure. Que quelqu'un consente un prêt, en vue de faire sortir de là un bien ou de

Ergo hoc recipiens, non pecco in aliquo quia mihi debitum est supra sortem.

Similiter si aliquis domum de qua nihil facit, concedat mihi indigenti quam ipse nullo modo vult locare quia homo nobilis est, ipse facit quod debet eam mihi propter mutuum concedendo, et ego eam recipiendo supra sortem non pecco.

SOLUTIO. — Ad prædicta et ad consimilia solventes dicimus quod triplex in prædictis potest esse finis, quia quotiens mutuum detur potest dari vel causa cupiditatis, vel causa caritatis vel causa consimilis remunerationis. Quotiens datur causa cupididatis usura est. Quotiens datur causa caritatis meritorium est vitæ æternæ. Quotiens causa remunerationis, mercimonia est.

Item si sum familiaris regis et intercedo, procedo pro te ne rapiat bona tua, impendo tibi quod de jure debeo tibi, et si tu des mihi mutuum ad me excitandum ut impendam tibi quod tibi debeo, non est usura. Si autem intercedam apud regem pro te cui debes de jure solvere decem libras et facio vel per munera vel alio modo tantum apud eum quod ipse absolvit te, et tu tantum propter hunc finem das mihi mutuum, usuram incurris.

Similiter dicimus de domo.

Item si videam te egere et sum advocatus vel physicus tibi debeo subvenire in advocatione et in cura medicinali et si propter hoc das mihi mutuum ad excitandum me ad faciendum quod debeo, non est usura. Si autem intendat quis dare mutuum ut bonum vel utilitas publica inde proveniat, non est usura. Ut si ego dem mutuum episcopo ne

servir un intérêt public, il n'y a pas usure. Ainsi, que je fasse un prêt à un évêque, pour qu'il ne vende pas des prébendes mais pour qu'il les confère à des personnes qui en sont dignes, il n'y aura pas usure.

De même, si je prête à un voleur pour qu'il ne vole pas, à une courtisane pour qu'elle ne se prostitue pas, à un ravisseur pour qu'il ne ravisse pas, il n'y a pas usure.

**

QUESTION. — On demande également si quelqu'un peut recevoir un prêt, en donnant en gage les fruits de sa prébende ou de son évêché à des usuriers qui ne possèdent rien qui ne provienne d'usure, le but de cet emprunt étant de permettre le départ en terre sainte.

Il semble que non ; car de tels prêteurs ne peuvent exercer aucun droit sur des choses appartenant à des pèlerins de cette qualité, Ceux-ci ne peuvent donc légitimement partir en pèlerinage grâce à de semblables prêts.

Que fera donc un évêque croisé s'il ne trouve personne autre qui lui consente un prêt ou qui reçoive ses revenus en gage jusqu'à son retour ?

Même question pour tous ceux qui reçoivent un prêt d'usuriers ou de ravisseurs n'ayant rien qui leur appartienne vraiment et ne pouvant par suite transférer la propriété de ces prêts à autrui.

SOLUTION. — Nous croyons, pour ces raisons, que ceux qui vont partir en terre sainte, doivent chercher à mettre en gage leurs revenus auprès d'autres personnes, quel que soit le risque de perte, avant de passer pareil contrat avec des usuriers.

**

vendat præbendas sed dignis personis conferat, usura non est.

Similiter si do furi mutuum ne furetur aut meretrici ne prostet aut raptori ne rapiat, non est usura.

* * *

QUÆSTIO. — Item quæritur si liceat alicui accipere mutuum pignorando fructus præbendæ suæ vel episcopatus apud fœneratores qui nihil habent nisi de fœnore ut ex tali mutuo proficiscatur in terram sanctam.

Quod non videtur quia fœneratores tales non habent dominium aliquorum talium peregrinorum, ergo non possunt licite in talibus mutuis peregrinari.

Quid ergo faciet episcopus crucesignatus qui non invenit alios qui dent mutuum vel qui recipiant redditus ejus sub pignore usque ad reditum suum?

Similis est, quæstio de omnibus aliis qui recipiunt mutuum a fœneratoribus vel raptoribus qui nihil habent quod suum sit et ideo non possunt illa transferre in possessionem alterius.

SOLUTIO. — Ideo credimus quod profecturi in terram sanctam potius redditus suos habent impignorari aliis cum quacumque jactura antequam talem contractum ineant cum fœneratoribus.

UTRUM ALICUI LICEAT MUTUUM ACCIPERE OBLIGANDO FRUCTUM PRÆBENDÆ SUÆ VEL EPISCOPATUS APUD FŒNERATORES QUI NIHIL HABENT NISI EX FŒNORE UT PEREGRE PROFICISCATUR ET UTRUM A TALIBUS LICEAT ALICUI MUTUUM ACCIPERE.

* * *

QUE L'ON
TOMBE DANS
L'USURE, AINSI
QU'IL RÉSULTE
DE CE QUI
PRÉCÈDE,
LORSQU'ON
DONNE A TERME
UNE RÉCOLTE
QUELCONQUE EN
VUE D'EN
RECEVOIR UNE
MEILLEURE
POUR UNE MOINS
BONNE.
— QUE TOUT
CLERC DOIT
S'ABSTENIR DE
TOUS CONTRATS
COMMERCIAUX
DE CETTE
SORTE.

On peut voir manifestement, par tout ce qui précède, que celui qui donne à terme une espèce quelconque de marchandise ou de récolte afin d'en recevoir une meilleure pour une moins bonne, à raison de l'attente subie, tombe dans l'usure. Par exemple : quelqu'un, ayant présentement une récolte de basse qualité ou même gâtée, la donne à un autre, afin qu'il lui en soit rendu une bien meilleure et plus pure au temps de la moisson. Cette seule intention fait déjà de lui un usurier. Tout clerc doit donc s'abstenir non seulement de contrats de cette sorte, mais même de tout acte de commerce, au témoignage de Jérôme qui dit : « Le négoce est aussi honteux chez un clerc que l'usure chez un laïque. »

*
* *

Mais si un prêteur reçoit quelque chose en surplus de son capital, celui de qui il a reçu l'intérêt peut le réclamer au prêteur, devant le juge ecclésiastique, et s'il peut convaincre le prêteur d'avoir reçu cet intérêt en sus du capital, ledit intérêt doit lui être remboursé.

Mais s'il a juré au prêteur qu'il lui paierait l'intérêt, il le lui remettra, comme le dit la décrétale; mais cette remise une fois faite, il pourra réclamer ce même intérêt.

Il peut s'élever un doute sur la manière dont le prêteur pourrait traduire en justice celui qui refuserait de le payer. Car s'il disait à celui qu'il poursuit, et devant le juge ecclésiastique : « Je suis un usurier et je te réclame, en sus du capital, ce que tu as fait serment de me payer, » il se frapperait-lui-même d'infamie en s'avouant usurier. Il ne dispose donc d'aucun moyen de droit contre son débiteur. Par suite toute personne peut, par ce moyen, repousser l'usurier poursuivant autrui en paiement d'intérêts.

*
* *

Ex prædictis patere potest quod qui dat ad terminum quamcumque speciem mercedis aut annonæ ut pro viliori meliorem recipiat pro exspectatione temporis, usuram incurrit. Puta : aliquis vilem annonam modo habet vel corruptam et concedit eam alicui ut in messe recipiat longe meliorem et puriorem, jam ex intentione tali usurarius est, et omnis clericus non solum ab hujus modi contractibus sed ad omnibus mercimoniis arcendus est, teste Hieronymo qui ait : « Adeo turpis est negotiatio in clerico sicut usura in laïco (1). »

QUOD USURAM INCURRIT, SICUT EX PRÆDICTIS PATET, QUI DAT AD TERMINUM QUAMCUMQUE SPECIEM ANNONÆ UT PRO VILIORI CARIOREM RECIPIAT, ET QUOD OMNIS CLERICUS ARCENDUS EST AB HUJUS MODI CONTRACTIBUS MERCIMONII.

* * *

Si autem fœnerator recipit aliquid supra sortem ab aliquo, ille a quo recipit fœnus potest illud repetere a fœneratore sub judicio ecclesiastico, et si potest convincere illud eum accepisse supra sortem debet ei adjudicari.

Si autem juraverit fœneratori quod solvet ei fœnus, restituet ei, ut dicit decretalis, sed facta restitutione poterit petere idem fœnus.

Sed dubium potest esse de fœneratore qualiter trahere poterit in causam nolentem solvere quia si dicat ei coram ecclesiastico scilicet judice : « Ego fœnerator sum et peto supra sortem quod jurasti sic soluturum, » infamis efficitur cum confiteatur se fœneratorem ; ergo ipse jure non habet occasionem contra illum ; ergo quilibet potest taliter repellere sic agentem de fœnore alium.

* * *

(1) *Hieronymi.* Epist. LII, 5.

QUE DOIVENT
FAIRE LES
PRÊTRES
TIMIDES, AU
SUJET DES
PRÊTEURS
INCORRIGIBLES
PUBLIQUEMENT
NOTÉS
D'INFAMIE ?

Définissons ensuite, à titre d'instructions des plus nécessaires aux prêtres timides, quelle conduite ils doivent tenir
relativement aux prêteurs que dénonce publiquement leur
mauvaise réputation. Ces prêteurs incorrigibles ne veulent
rien restituer, soutenus qu'ils sont par l'évêque, par l'archi-
diacre, par le doyen rural. Leurs défenseurs s'écrient : « Ils
n'ont pas avoué, on n'a pas pu les convaincre d'usure, il
faut donc continuer à les tolérer. » Dans l'église, les simples fidèles s'écrient que ces défenseurs sont eux-mêmes des
usuriers que les autres corrompent.

Dans ce cas, pour obtenir l'aveu des évêques et des doyens
ruraux, nous croyons ce conseil très salutaire : Que le prêtre
amène, par tous les moyens, les simples paroissiens de son
église à accuser ceux qu'ils connaissent pour être des usuriers.
S'ils s'y refusent, qu'au lieu des jeûnes, des aumônes et des
satisfactions ordinairement infligées par lui comme pénitences,
il leur enjoigne d'accuser tous ces usuriers, de telle sorte
qu'on puisse les convaincre d'usure et les corriger ou, s'ils
ne veulent pas venir à résipiscence, les retrancher de l'église.
Et que les fidèles doivent agir ainsi c'est ce qu'on peut leur
prouver de la manière suivante : « Vous êtes tenus d'aimer
» votre prochain comme vous-mêmes et son âme incompara-
» blement plus que votre corps. Vous êtes donc tenus de
» travailler, par tous les moyens, à leur amendement. Or
» ils ne peuvent être corrigés que par votre accusation. Donc
» vous êtes tenus d'assumer cette charge, pour la rémission
» de tous vos péchés. Ce que vous êtes tenus de faire en
» accusant les hérétiques, vous êtes tenus de le faire, au
» même titre, en accusant ces gens qui dévastent aujourd'hui
» l'église autant que s'ils étaient des hérétiques. En effet,
» comme des renards, ils rongent la vigne tout entière, de la
» racine au sommet et, comme les renards de Samson, ils

Post hæc illud quod magis potest monere sacerdotes timoratos determinemus, scilicet quid facere debeant de illis fœneratoribus quos publica accusat infamia et qui incorrigibiles sunt, nolentes aliquid restituere eo quod episcopus et archidiaconus et ruralis decanus defendant eos. Defensores eorum clamant : non sunt confessi neque convicti, ergo adhuc sunt tolerandi. Simplices in ecclesia clamant illos esse fœneratores quos ipsi corrumpunt. Sacerdos nihil proficit erga eos.

In hoc articulo, ut confiteantur rurales decani et episcopi, hoc consilium nobis saluberrimum videtur ut sacerdos simplices in ecclesia parochianos modis omnibus inducat ad hoc ut accusent quos noverunt esse tales, et si nolunt, loco omnium jejuniorum et eleemosynarum et satisfactionum pœnitentialium quas ei injungere solet, hoc eis injungat ut scilicet omnes tales accusent ut sic convincantur et tandem corrigantur, ut præscindantur si noluerint resipisci. Et quod istud debeant facere potest eis probari sic : « Vos tenemini dili-
» gere omnes proximos vestros sicut vos ipsos et animas
» plus incomparabiliter quam corpora vestra, ergo tenemini
» modis omnibus laborare ad correctionem illorum. Et non
» possunt corrigi sic nisi scilicet per accusationem vestram,
» ergo tenemini hoc onus suscipere, pro remedio omnium
» peccatorum vestrorum. Quia hoc tenemini facere in accu-
» sationem hæreticorum et reciprociter in accusationem talium
» qui sic devastant Ecclesiam hodie ac si essent hæretici ;
» nam tanquam vulpeculæ vineam totam corrodunt in radice
» et in summitate et tanquam vulpes Samsonis intendunt
» messes alienigenarum (1) et venena suorum fœnorum
» omnium hominum conditioni infundunt. »

(1) Judic., c. xv, v. 4-5.

» s'en prennent aux récoltes d'autrui et répandent sur les
» hommes de toute condition le venin de leurs opérations
» usuraires. »

Tout cela était sans doute présent à l'esprit de ce paysan
instruit qui était à l'article de la mort et que le prêtre de
campagne, venu pour le confesser, interrogeait sur de menues
fautes et sur les péchés ordinaires. Le prêtre ne lui posait
pas de questions touchant ses biens, ne s'enquérait pas s'il
les avait acquis d'une façon licite ou illicite. Il se disposait
à l'absoudre et à se retirer quand le malade le rappelant lui
dit : « Sachez que tout ce que je possède, mon père l'a
» acquis par usure et par rapine. Or, ni moi ni personne ne
» pouvons être sauvés si nous ne restituons tout, dans la
» mesure du possible. C'est pourquoi je veux que l'on m'em-
» porte d'ici nu et que l'on me jette aux immondices, puis
» que l'on restitue mes palais et mes autres richesses. »

Il fut ainsi fait afin qu'à son exemple les usuriers fassent
de même.

Quod attendens ille litteratus campaniæ qui cum esset in
articulo mortis et sacerdos ruralis accessisset ad eum ut
confiteretur, ei quæsivit sacerdos de minutis et communibus
peccatis, nihil quærens de illis quæ possidebat, utrum licite
vel illicite ea acquisivisset et cum jam vellet eum absolvere
et ab eo recedere, revocans eum ægrotus ait : « Ecce omnia
» quæ habeo sunt a patre meo per fœnus et per rapinam
» acquisita, nec ego nec alius potest salvari nisi omnia pro
» posse restituat et ideo volo ut me nudum asportetis et in
» sterquilinis projiciatis et omnia illa palatia et cetera res-
» titui faciatis. »

Quod ita factum est ut et fœneratores exemplo ejus ita
faciant,

TABLE

 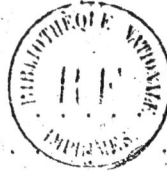

Lille. — Imp. Le Bigot Frères, rue Nicolas-Leblanc, 25

(Voir la suite page 4).

www.ingramcontent.com/pod-product-compliance
Lightning Source LLC
Chambersburg PA
CBHW071512200326
41519CB00019B/5912